Petra Altmann

GESUNDE ERNÄHRUNG AUS DEM KLOSTER

Mit saisonalen Produkten aus der Region

paulinus

HINWEIS:

Die Ratschläge und Rezepte in diesem Buch sind von Autorin und Verlag sorgfältig geprüft und erwogen worden. Dennoch kann keine Garantie übernommen werden. Eine Haftung der Autorin beziehungsweise des Verlags und dessen Beauftragten für Personen-, Sach- und Vermögensschäden ist ausgeschlossen.

Bibliografische Information der Deutschen Nationalbibliothek
Die Deutsche Nationalbibliothek verzeichnet diese Publikation in der Deutschen Nationalbibliografie; detaillierte bibliografische Daten sind im Internet über http://dnb.d-nb.de abrufbar.

3. Auflage 2016

Gesamtherstellung: Paulinus Verlag GmbH, Trier
Umschlag und Layout: segno – visuelle kommunikation, Gusterath-Tal
Umschlagfoto vorne: Säulenmotiv: Rita Heyen, Amt für kirchliche Denkmalpflege Trier/
Coverbild: Aleksandra Zaitseva/Shutterstock
Autorinnenfotos Umschlagklappe: rechts: Erol Gurian; links: Grzegorz Gugala
Satz: segno – visuelle kommunikation, Gusterath-Tal
Druck: repa Druck, Saarbrücken

ISBN 978-3-7902-1837-4

INHALT

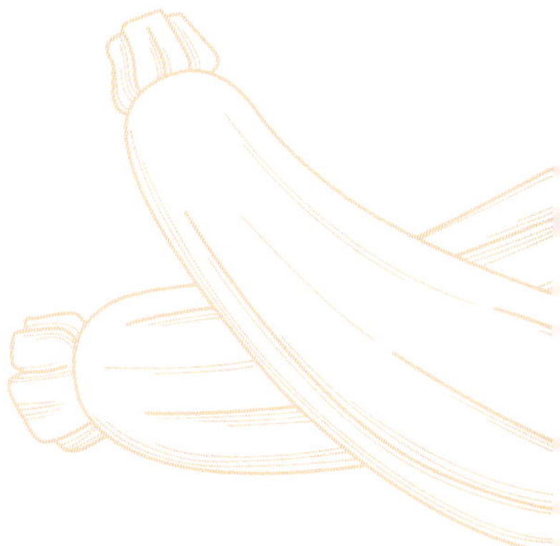

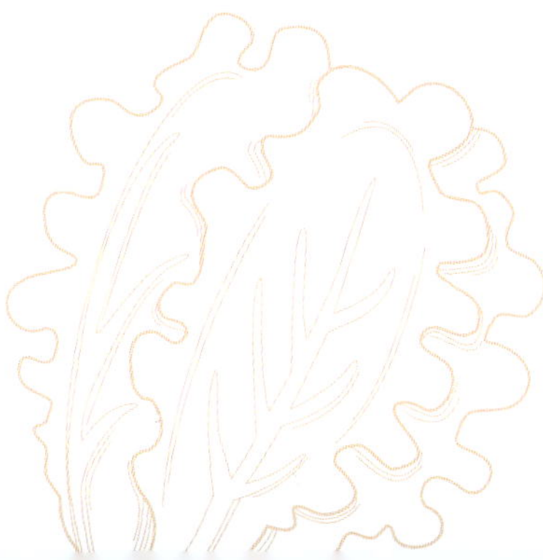

VORWORT

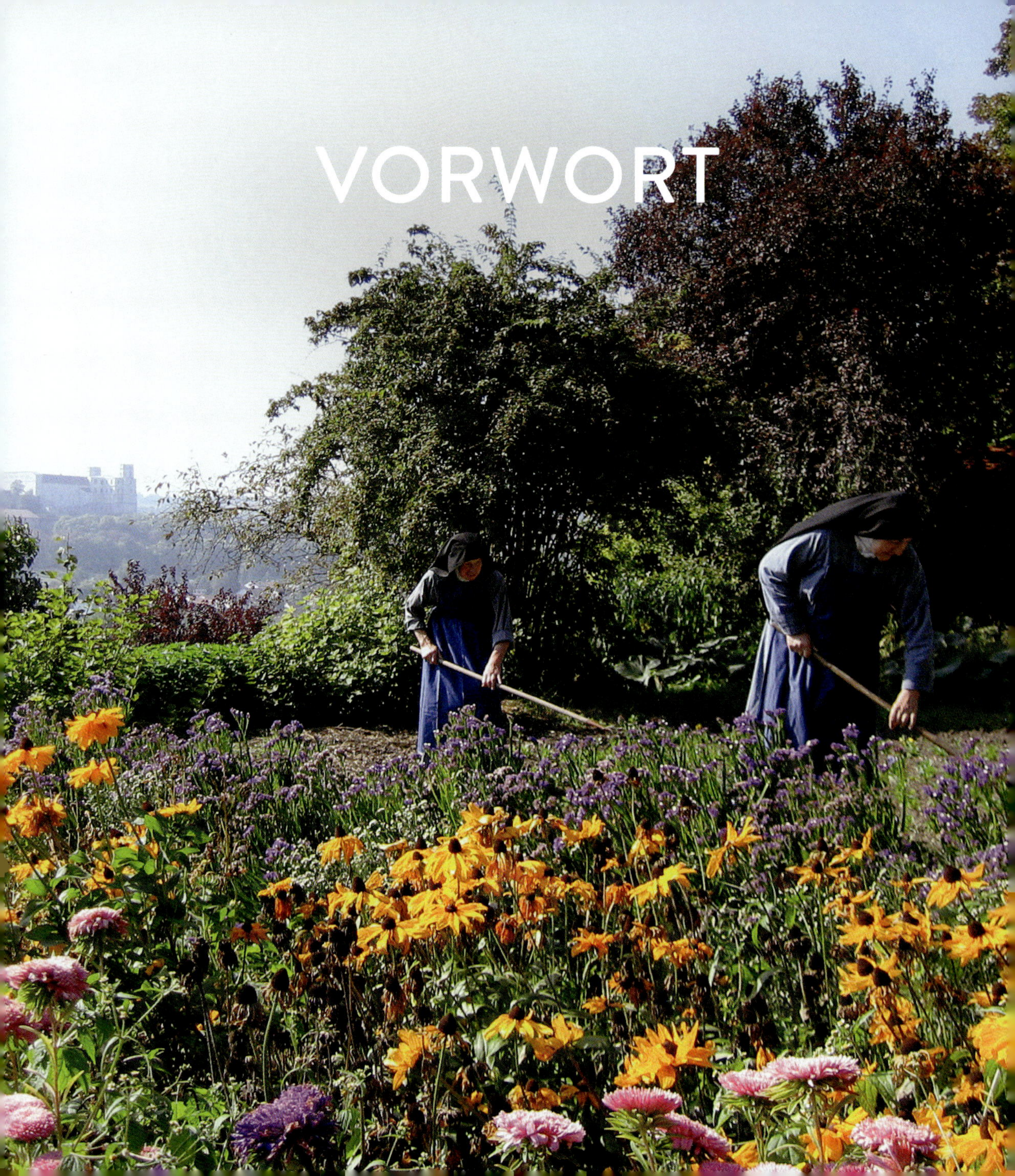

Kloster und gute Ernährung sind zwei Begriffe, die oft miteinander in Verbindung gebracht werden. In Klöstern wurden viele Speisen und Getränke erfunden, die auch heute noch zu unserem Speiseplan gehören.

Anders jedoch, als zahlreiche Abbildungen von dickbäuchigen Mönchen mit Bierkrügen uns weismachen möchten, wurde in den Konventen stets auf eine ausgewogene Ernährung geachtet.

Für Äbtissinnen und Äbte war es von großer Bedeutung, dass die Ordensleute sich gesund und ausgewogen ernährten, damit sie körperlich fit und geistig rege waren.

Schon die Ordensväter wussten, wie wichtig ein ausgewogener Speiseplan war. In ihren Ordensregeln gingen sie daher zum Teil sehr detailliert auf die Reichhaltigkeit des Essens, das Maß von Speisen und Getränken und die Anzahl der täglichen Mahlzeiten ein.
Die Nahrung sollte vollwertig sein, sie sollte möglichst aus eigenem Anbau kommen und so angerichtet werden, dass die Nonnen und Mönche mit Freude am Tisch Platz nahmen. Den Gästen wurde nur das Beste kredenzt. Nahrung wurde stets unter ganzheitlichem Aspekt betrachtet: Man führte dem Körper Gutes zu, damit die Seele Lust hatte, darin zu wohnen, und der Geist rege blieb.

Gemüse-, Obst- und Kräutergarten gehörten zu jedem Kloster. Auch Fischteiche legte man an, wenn sich das Kloster nicht in der Nähe des Meeres oder eines Flusses befand. Darüber hinaus gab es Vieh auf den klösterlichen Weiden und damit Milch, aus der man Butter und Käse herstellen konnte. Für Abwechslung bei Tisch war also gesorgt. Auch heute noch wird in vielen Klöstern nach den jahrhundertealten Traditionen gekocht.

Wie umfangreich wir auch davon für den heimischen Speiseplan profitieren können, zeigt dieses Buch mit Tipps zur Tischkultur, zum Rhythmus der Mahlzeiten, zum rechten Maß und mit einer Vielzahl von Rezeptvorschlägen, die bisher noch nie veröffentlicht wurden.

In diesem Sinne wünsche ich Ihnen: Guten Appetit!
Dr. Petra Altmann

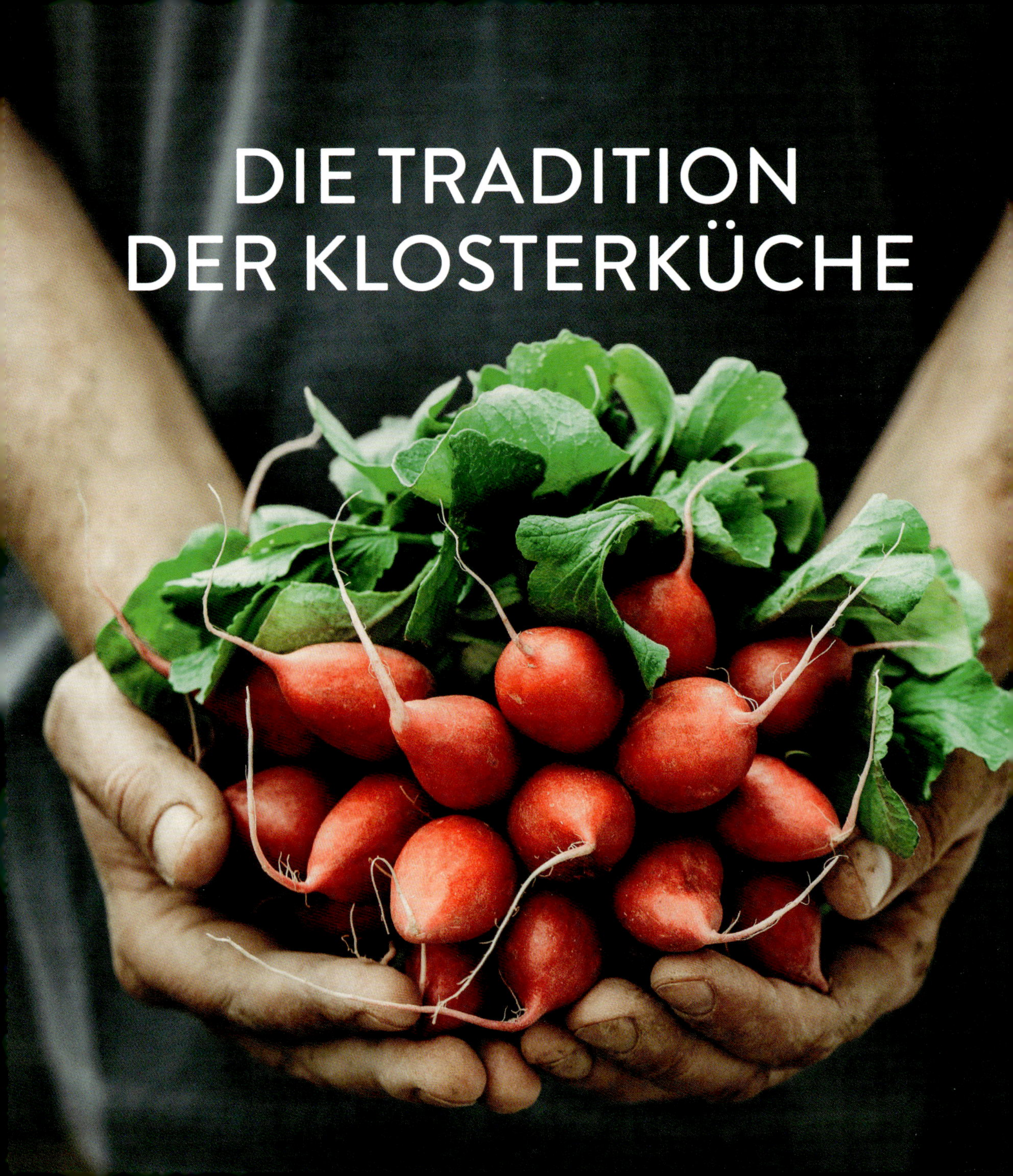
DIE TRADITION
DER KLOSTERKÜCHE

DIE BEDEUTUNG DER ERNÄHRUNG IM KLOSTER

Ernährung im Kloster. Manch einer wird da an die reichlich publizierten Illustrationen von wohlbeleibten Ordensleuten denken, die im Klosterkeller den Maßkrug stemmen, vor sich die gebratenen Hühner auf dem Tisch. In der Tat hat die Nahrung in den Klöstern traditionell eine große Bedeutung, allerdings nicht in dem Sinne, wie es uns diese Bilder deutlich machen wollen.

DIE SYMBOLKRAFT DER SPEISEN IM ALTEN UND NEUEN TESTAMENT

Schon in der Bibel gibt es viele Hinweise auf Speisen. Mit den Nahrungsmitteln als Gabe Gottes sollte verantwortungsvoll umgegangen werden. Verantwortungsvoll gegenüber der Natur, den Tieren und nicht zuletzt natürlich gegenüber dem Menschen selbst. Im Buch Levitikus im Alten Testament beispielsweise ist genau ausgeführt, wann man Fleisch essen sollte, und wann es für den Körper untauglich ist. Welche tierischen Fette dem Menschen schaden, und dass der Genuss von Blut verboten ist (Buch Levitikus 7,11–38).

Speisen haben in der Bibel oft Symbolcharakter. „Ihr seid das Salz der Erde", heißt es beispielsweise in der Bergpredigt (Evangelium nach Matthäus 5,13–16). Das Salz dient hier als Symbol dafür, etwas genießbar zu machen, für die Würze des Lebens, ohne die alles fad und eintönig ist.

Bei der Speisung der Viertausend vermehrt Jesus Brot und Fische, damit alle um ihn Versammelten satt werden (Evangelium nach Markus 8,1–10). Brot und Fisch als Basisnahrung, die der Mensch zum Leben benötigt.

Immer wieder ist das gemeinsame Essen, die kollektive Nahrungsaufnahme sozusagen ein Symbol für Zusammengehörigkeit, beispielsweise beim Mahl Jesu mit den Zöllnern (Evangelium nach Matthäus 9,9–13). Wer einen anderen an seinen Tisch bittet, nimmt ihn auf in seine Mitte. Und nicht zuletzt nimmt man während der Eucharistiefeier Brot und Wein als Symbol für Leib und Blut Christi zu sich.

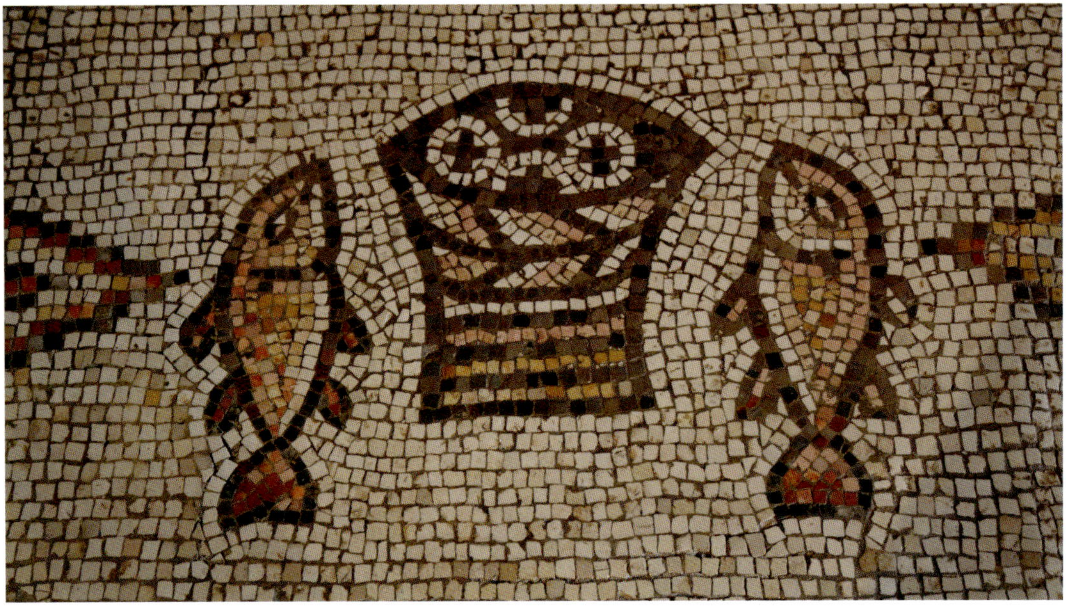

DIE BEDEUTUNG VON SPEISEN IN ANDEREN RELIGIONEN

Das Essen, die Zusammenstellung der Nahrungsmittel, hat im übrigen nicht nur im Christentum eine große Bedeutung, sondern auch in anderen Religionen. Auch dort gibt es zum Teil ganz konkrete Vorschriften. Der Koran verbietet zum Beispiel den Muslimen den Verzehr von Schweinefleisch. Die traditionellen Hindus essen überhaupt kein Fleisch, da in den heiligen Schriften des Hinduismus gefordert wird, gegenüber jedwedem Lebewesen Gewaltlosigkeit zu üben.

DIE SPEISEPLÄNE DER ORDENSVÄTER

Mit der Gründung der ersten Ordensgemeinschaften wurden viele Komponenten des monastischen Zusammenlebens genau geregelt. Dazu gehörte auch der Bereich Ernährung. Benedikt, der Vater des abendländischen Mönchstums, legte in seiner im 6. Jahrhundert nach Christus verfassten Regel konkret fest, zu welchen Tageszeiten und wie häufig gegessen, welche Mengen und welche Art von Speisen im Kloster verzehrt werden sollten. „Nach unserer Meinung dürften für die tägliche Hauptmahlzeit, ob zur sechsten oder neunten Stunde (nach Sonnenaufgang, d.V.) für jeden Tisch mit Rücksicht auf die Schwäche Einzelner zwei gekochte Speisen genügen. Wer etwa von der einen Speise nicht essen kann, dem bleibt zur Stärkung die andere. Zwei gekochte Speisen sollen also für alle Brüder genug sein. Gibt es Obst oder frisches Gemüse, reiche man es zusätzlich. Ein reichlich bemessenes Pfund Brot genüge für den Tag, ob man nur eine Mahlzeit hält oder Mittag- und Abendessen einnimmt.“[1]

Die Ernährung sollte einfach, aber wohlschmeckend sein. Und man sieht, dass Benedikt mit Weitblick einkalkuliert hat, dass die Geschmäcker verschieden sind. Mit Rücksicht darauf, dass nicht jeder alles mögen oder vertragen würde, gab es zwei Speisen zur Auswahl. Wer körperliche Arbeit verrichten musste, bekam zur Belohnung kräftige Nahrung, viele Vitamine und – wenn der Abt zustimmte – auch noch einen zusätzlichen Nachschlag: „War die Arbeit einmal härter, liegt es im Ermessen und in der Zuständigkeit des Abtes, etwas mehr zu geben, wenn es guttut.“[2]

Die Ordensväter verstanden das Essen nicht als reine Nahrungsaufnahme, sondern auch als Teil eines durchaus erlaubten Genusses. So ist es auch zu verstehen, dass es den Mönchen gestattet war, täglich Wein zu trinken – aber natürlich in Maßen. „Doch mit Rücksicht auf die Bedürfnisse der Schwachen meinen wir, dass für jeden täglich eine Hemina (= 0,274 Liter, d.V.) Wein genügt… Zwar lesen wir, Wein passe überhaupt nicht für Mönche. Aber weil sich die Mönche heutzutage davon nicht überzeugen lassen, sollten wir uns wenigstens darauf einigen, nicht bis zum Übermaß zu trinken, sondern weniger.“[3]

ERNÄHRUNG UNTER GANZHEITLICHEM ASPEKT

Die Ernährung sollte unter einem ganzheitlichen Aspekt erfolgen, sie sollte Körper, Geist und Seele gut tun und gleichzeitig Krankheiten vorbeugen.

Wichtig war den Ordensvätern daher ein ausgewogener Speiseplan. Ungezügelte Essenslust und Völlerei galten als Zeichen von Dekadenz, die besonders beim Adel zu finden war. Man hatte erkannt, dass eine besonders bevorzugte Speise etwas Außergewöhnliches bleibt, wenn sie nicht zu häufig und im Übermaß auf den Tisch kommt. „Schmeckt Dir etwas besonders gut und findest Du Gefallen an Dingen, die Du dann übermäßig beanspruchst, sei Dir bewusst, dass dies zu einer Gefahr für Dich werden kann. Viele werden, wenn sie nicht lernen, ihre Unmäßigkeit zu beherrschen, zunächst körperlich und später auch seelisch krank“, gab Basilius (330–379) der von ihm gegründeten Ordensgemeinschaft mit auf den Weg.[4]

NATÜRLICHE RESSOURCEN NUTZEN

Ein wichtiger Bestandteil jedes Klosters war der Garten. Der St. Galler Klosterplan von 820, der die ideale Anlage eines Klosters skizziert, enthält auch genaue Angaben zu Lage und Größe von Kräuter-, Obst- und Gemüsegarten. Die Klöster waren Selbstversorger. Das, was auf den Tisch kam, bauten sie an.

Der Garten war zugleich Sinnbild des Lebensrhythmus’ der Natur. Hier konnten die Ordensleute Wachsen, Reifen und Vergehen erleben. Sie lernten so auch, schonend und kreativ mit dem umzugehen, was die Natur ihnen zu bieten hatte. Im täglichen Umgang mit ihr erfuhren sie, inwieweit sie sich diese zunutze machen konnten, aber auch ihre diesbezüglichen Grenzen. Die Natur zeigte den Ordensleuten immer wieder, dass sie sich nicht grundsätzlich unterjochen ließ, sondern auch ihr Eigenleben führte. Die Ordensleute lernten damit, die Natur zu respektieren. Man aß im Kloster, was die Natur zu bieten hatte. Für den Winter konservierte man Nahrungsmittel, soweit dies möglich war. Je nach Region und Bodenbeschaffenheit war der Speiseplan damit mehr oder weniger vielfältig.

Nahrung war für die Ordensleute schon immer eine Gabe Gottes, die uns am Leben hält und eine Verbindung zwischen Mensch und Natur darstellt.

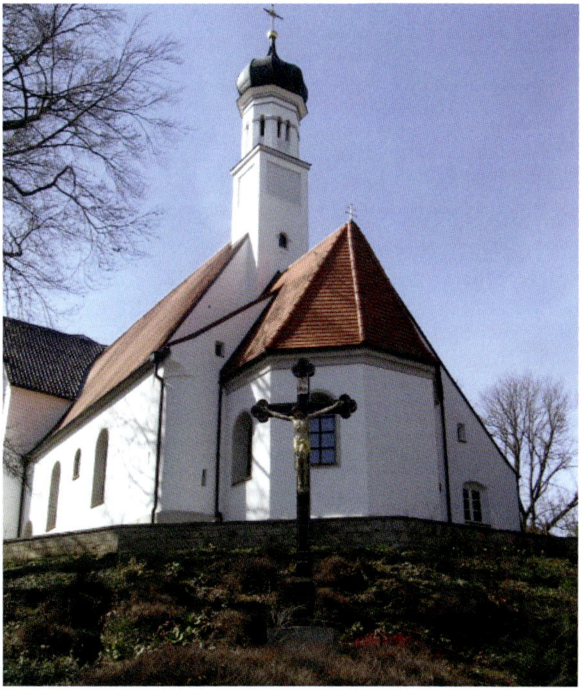

Ottilienkapelle, St. Ottilien

KLÖSTERLICHE ESSKULTUR

Nicht ohne Grund zeigen viele historische Klosterdarstellungen Küchenszenen. Die Kultur im Mittelalter war im Wesentlichen klösterliche Kultur. Das gemeine Volk hatte weder materielle Mittel noch Zeit, eine Tischkultur zu entwickeln. Ausgewogene Ernährung war für den Großteil der Bevölkerung kein Thema. Man musste froh sein, wenn man überhaupt alle hungrigen Münder satt bekommen konnte, da konnte man sich keine Gedanken über die Zusammenstellung des Essens machen. Und der Adel war so abgehoben dekadent, dass auch hier nicht auf einen ausgewogenen Speiseplan geachtet wurde. In diesen Kreisen galt es vor allem, durch überbordende Tische und teure Speisen seine Wohlhabenheit zu demonstrieren.

So waren es die Klöster, die Ess- und Tischgewohnheiten nachhaltig beeinflusst haben.

SPEISEN UND TISCHKULTUR IM REFEKTORIUM

WAS ASS MAN IM KLÖSTERLICHEN SPEISESAAL?

Ursprünglich hatte der Ordensvater Benedikt nur rein vegetarische Nahrung für die klösterliche Verpflegung vorgesehen. Seine Mitbrüder sollten sich von Pflanzen und Früchten ernähren. Er hielt sich dabei an die Vorgaben der Schöpfungsgeschichte, in der es heißt: „Dann sprach Gott: Hiermit übergebe ich Euch alle Pflanzen auf der ganzen Erde, die Samen tragen, und alle Bäume mit samenhaltigen Früchten. Euch sollen sie zur Nahrung dienen.“ (Genesis 1,29)

Der Verzehr vom Fleisch vierfüßiger Tiere war verboten. „Auf das Fleisch vierfüßiger Tiere sollen alle verzichten, außer die ganz schwachen Kranken.“[5] Allerdings durften die Ordensleute Fisch essen, da dieser einen anderen Lebensraum hatte als der Mensch, nämlich das Wasser. Lag ein Kloster nicht in der Nähe eines Flusses oder sonstigen

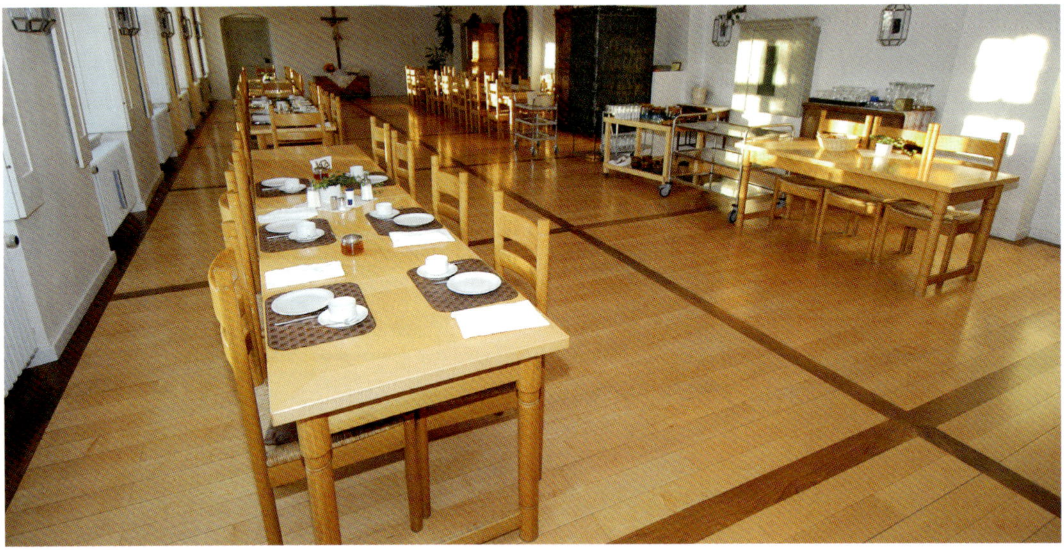

Refektorium in der Abtei Oberschönenfeld

Gewässers mit Fischbeständen, so legten die Ordensleute Fischteiche an und zogen sich ihre Fische selbst. So erklärt sich, dass in der Nähe von Klöstern auch heute manchmal noch Fischteiche zu finden sind. Klösterliche Fischzuchten haben teilweise überlebt, werden meist aber nicht mehr von den Ordensleuten selbst betrieben.

Kühe, Schafe und Ziegen hielt man sich wegen der Milch. Milchprodukte, besonders der Käse, waren daher eine Spezialität von Klöstern. Viele Käsesorten, die es auch heute noch gibt, verdanken wir dem Einfallsreichtum der Mönche, beispielsweise den Trappisten- oder den Münsterkäse, dessen Name auf den lateinischen Begriff für Kloster – monasterium – zurückgeht.

Grundlage der Klosternahrung war das Brot. Jedem Mönch wurde täglich etwa ein römisches Pfund Brot zugeteilt, das entsprach 327 Gramm. Die Konvente bauten selbst Getreide an, das sie mit dem ganzen Korn vermahlten und hauptsächlich zu „Vollkorn“brot verarbeiteten. Gebacken wurde auf Vorrat, und die Brote wurden dann gelagert. Wenn sie zu hart geworden waren, tunkte man sie in Suppen und machte sie so wieder verzehrbar.

Auch Geflügel zog man in den Klöstern und aß nicht nur die Eier, sondern auch das Fleisch. Geflügel gab es in der Regel einmal pro Woche und Fisch am Freitag. Süßigkeiten aß man nur an besonderen Festtagen. Die süße Komponente einer Mahlzeit war normalerweise das Obst.

Schon damals legte man in den Klöstern Wert auf eine vollwertige Ernährung. Die Kombination aus Vollkornprodukten, Gemüsen, Hülsenfrüchten, Obst, Fisch, weißem Fleisch und Milcherzeugnissen ist auch heute noch Basis einer gesunden Küche.

Mitgliedern eines Konvents war es nicht erlaubt, außerhalb des Klosters zu essen, wenn sie nur einige Stunden weg waren. „Wird ein Bruder zu einer Besorgung ausgeschickt und ist zu erwarten, dass er am gleichen Tag ins Kloster zurückkehrt, darf er sich nicht

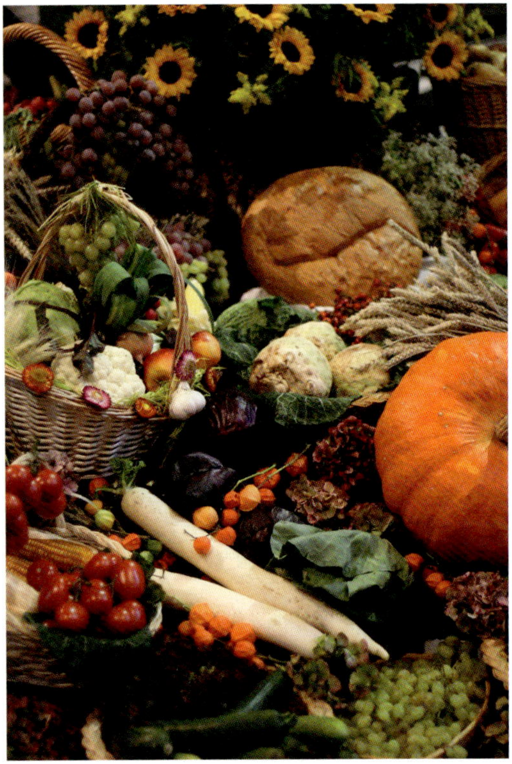

herausnehmen, draußen zu essen, auch wenn ihn jemand sehr dazu drängt, es sei denn, sein Abt habe ihm die Erlaubnis dazu gegeben."[6] Sicher steckte hinter dieser Regel auch die Befürchtung, dass die Mitbrüder bei Mahlzeiten außerhalb des Klosters von den strengen Vorgaben des klösterlichen Speiseplans abweichen könnten. Anders war es natürlich bei Mönchen auf der Wanderschaft oder auf mehrtägigen Botengängen. Wenn diese Klöster auf ihrer Route besuchten, brachten sie manchmal Samen oder Pflanzen aus ihrer Heimat mit, die es in der Gegend, die sie bereisten, noch nicht gab. So wuchsen die Vielfalt in den Klostergärten und die Variationsbreite der klösterlichen Speisekarte.

Ein Grundsatz zog sich aber immer durch die monastische Ernährungslehre, nämlich alles im rechten Maß zu genießen. Es sollte keine Völlerei betrieben werden, aber auch keine Askese. Erst einige Jahrhunderte nach Benedikt entstanden Orden, die in Askese lebten. Darunter die Kartäuser, deren Stammkloster „La Chartreuse" 1084 nördlich von Grenoble errichtet wurde, oder der im 17. Jahrhundert entstandene Trappistenorden.

DER RHYTHMUS DER MAHLZEITEN

Das Frühstück wird in der monastischen Literatur nicht erwähnt. Es ist anzunehmen, dass die Ordensleute zu dieser Tageszeit nur ein wenig von ihrer täglichen Brotration zu sich nahmen und etwas Wasser dazu tranken. Tagsüber gab es zwei Hauptmahlzeiten, die den Tag in zwei etwa gleich lange Abschnitte unterteilten und den Mönchen die

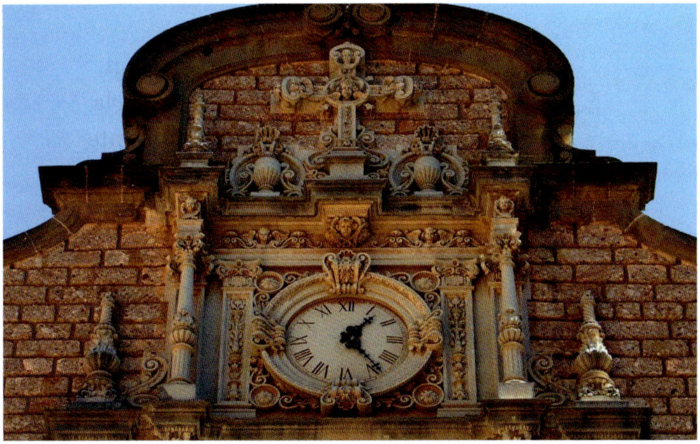

Der Klosteralltag verläuft nach einem festgelegten zeitlichen Rhythmus.

Gelegenheit gaben, vorher ihre Gebete zu verrichten. So war ein ausgewogener Rhythmus von Arbeits- und Kontemplationsphasen vorgegeben.

Von Ostern bis Pfingsten wurde grundsätzlich zweimal täglich gegessen: mittags und abends. Im Sommer gab es an den kirchlichen Fastentagen, das waren der Mittwoch und der Freitag, nur einmal täglich eine Mahlzeit. Auch zwischen dem 14. September bis kurz vor Weihnachten und vom Januar bis zum Beginn der vierzigtägigen Fastenzeit vor Ostern aß man nur einmal am Tag, und zwar gegen 15 Uhr. Während der Fastenzeit hingegen nahm man nur eine Mahlzeit zu sich, in diesem Fall am frühen Abend.

Bei zwei Mahlzeiten am Tag fand die Hauptmahlzeit um die Mittagszeit statt. Genau gesagt zur sechsten Stunde nach Sonnenaufgang.

Man hat bis zum Mittelalter die tägliche Phase mit natürlichem Licht in eine Einheit von 12 Abschnitten untergliedert und diese als Stunden bezeichnet, auch wenn sie nicht 60 Minuten umfassten. Im Winter, wenn es beispielsweise nur acht Stunden Tageslicht gab, war eine Stunde demnach auf 40 Minuten reduziert. Diese Berechnungsweise von Stunden gewährleistete aber, dass beispielsweise die Hauptmahlzeit zur sechsten Stunde immer um 12 Uhr stattfand.

Vor Sonnenuntergang, jedoch spätestens um 19 Uhr, gab es das Abendbrot. Es sollte so eingenommen werden, dass man bei Tisch kein künstliches Licht benötigte, das teuer war. Außerdem gingen die Mönche so nicht mit vollem Magen ins Bett.

Man sieht also, dass der Rhythmus der Mahlzeiten in den frühen Klöstern sehr ausgeklügelt war. Aber die Einteilung erfolgte nach einem sinnvollen System: Die Phasen zwischen den Mahlzeiten waren nicht zu lange, so dass sich keine extremen Hungergefühle einstellten. Somit war auch gewährleistet, dass die Ordensleute nicht heißhungrig am Tisch saßen und übermäßig in sich hineinschaufelten. Pausen wurden dann gemacht, wenn der Körper ohnehin Ruhe brauchte.

KLÖSTERLICHE TISCHKULTUR

Die Tradition der klösterlichen Tischkultur, wie sie sich unter Benedikt entwickelte, hat sich in großen Zügen bis heute erhalten. Die Mahlzeit im Refektorium, dem klösterlichen Speiseraum, wird selbstverständlich gemeinsam eingenommen. Sie beginnt und endet traditionell mit einem Gebet, das man stehend spricht. Die Mitglieder des Konvents sitzen oft nebeneinander an Tischen – und nicht sich gegenüber. Der Klostervorsteher, also in der Regel die Äbtissin oder der Abt, sitzt am Kopfende des Tischs oder an einem eigenen Tisch am Ende des Raums, von dem aus sie beziehungsweise er den Konvent überblicken kann.

Während der Mahlzeiten bedient ein Ordensmitglied seine Brüder beziehungsweise Schwestern. Dieses Amt des Tischdieners ist in zweierlei Hinsicht sinnvoll. Zum einen wird dadurch Unruhe am Tisch vermieden, zum anderen ist diese „dienende“ Aufgabe sozusagen ein Zeichen der Demut gegenüber den Mitschwestern oder -brüdern. Niemand soll sich über den anderen erheben, deshalb rotiert das Amt des Tischdieners auch, und jeder muss diese Funktion nach einem bestimmten Turnus übernehmen.

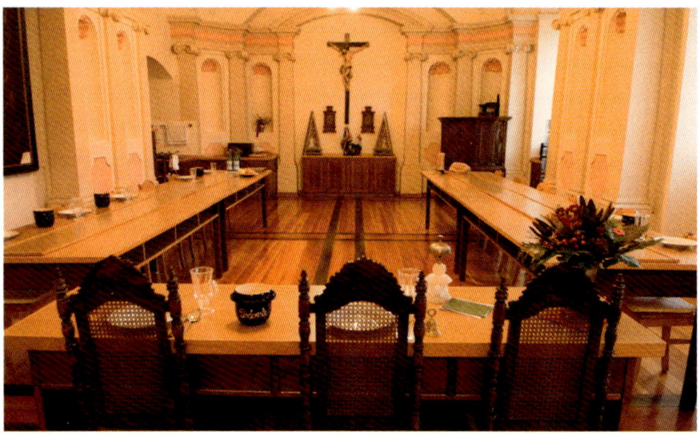

Refektorium in der Zisterzienserinnenabtei Waldsassen

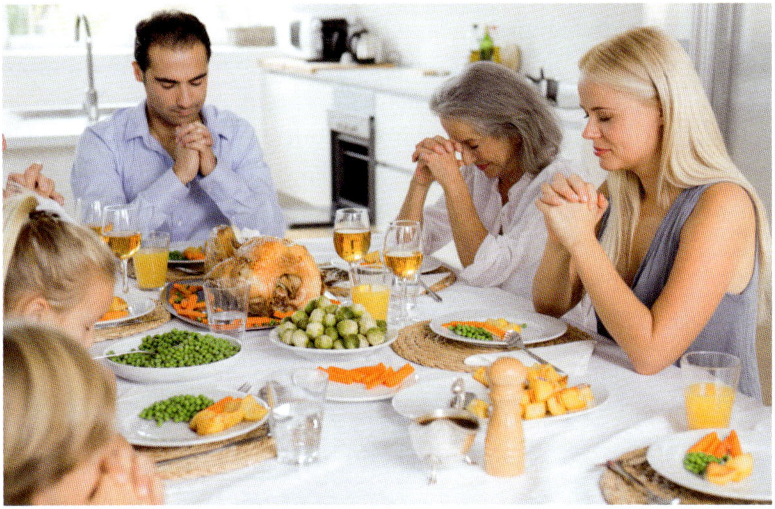

Ordensleute betrachten ihr Essen als eine Gabe Gottes, für die man dankbar sein muss. Sie schlingen also ihre Speisen nicht in sich hinein, sobald sie sich an den Tisch gesetzt haben, sondern harren erst einen Moment aus. „Geh, wenn Du Dich zu Tisch gesetzt hast, einige Minuten in Dich. Schließe die Augen und spüre die Stille in Dir und Deine körperliche und geistige Mitte. Nimm Deinen Mund-, Schlund- und Rachenraum wahr. Sei ganz präsent in Deinem Kehlkopf. Verharre einige Zeit in diesem Körperbereich – fühle ihn, ohne an etwas zu denken oder etwas Bestimmtes zu wollen", empfahl Basilius für den Beginn einer Mahlzeit.[7] Was er für seine Mitbrüder im 4. Jahrhundert festhielt, macht auch heute noch Sinn.

Viele Komponenten der klösterlichen Tischkultur sind nach wie vor aktuell und lassen sich auch zu Hause in der Familie oder in anderen Gemeinschaften anwenden. Denn man lernt dadurch,

- behutsam mit der Nahrung umzugehen,
- bewusst zu essen,
- in Ruhe zu essen,
- den Tischgenossen die nötige Aufmerksamkeit zu widmen.

Bei Tisch wurde in den Klöstern geschwiegen, dies ist vielfach auch heute noch so. So kann man sich auf das Essen konzentrieren und es wirklich bewusst zu sich nehmen. Zur geistigen Erbauung wurde vorgelesen. Einige Mönche übernahmen das Amt des Tischlesers, um sozusagen den hungrigen Ohren etwas zu bieten. Heute gibt es den Tischleser nur noch in größeren Ordensgemeinschaften. Ich habe es jedoch in manchen Klöstern erlebt, dass man während der Mahlzeiten kontemplative Musik hört.

Gäste in einem Kloster erfahren immer besondere Aufmerksamkeit. Sie nehmen daher oft am Tisch der Äbtissin beziehungsweise des Abts Platz und werden bevorzugt bedient.

ERNÄHRUNGSREGELN BERÜHMTER ORDENSLEUTE

WARUM DIE ORDENSVÄTER SO VIEL WERT AUF DIE ERNÄHRUNG LEGTEN

Die Frage der Ernährung war für die Ordensgründer ein so wichtiges Thema, dass sie auch in den Ordensregeln darauf eingingen. Dabei gibt es ordensübergreifend in vielen Ernährungsfragen Konsens. Man legte ausdrücklichen Wert auf eine ausgewogene Ernährung. Alles sollte „im rechten Maß“ erfolgen: Es sollte nicht zu viel, aber auch nicht zu wenig gegessen werden; man sollte kein schweres, aber auch kein zu gehaltloses Essen zu sich nehmen. Es wurde dafür gesorgt, dass man nicht zu spät am Abend aß, um nicht mit vollem Magen ins Bett zu gehen und dann schlecht zu schlafen. Aber auch ein zu frühes Abendessen hielt man nicht für sinnvoll, da einen sonst in der Nacht Hungergefühle plagen könnten.

Es sollte keine Völlerei betrieben werden, aber auch keine Askese, wie es die frühen Wüstenmönche handhabten. Man wusste aus Erfahrung, dass ein voller Bauch träge macht. Und genauso war den Menschen in den Klöstern bekannt, dass Hungergefühle schlechte Laune und Unleidlichkeit mit sich bringen. So ist auch die Aussage der Karmeliterin Theresia von Avila (1515–1582) zu verstehen: „Tu Deinem Leib etwas Gutes, damit er Lust hat, darin zu wohnen.“

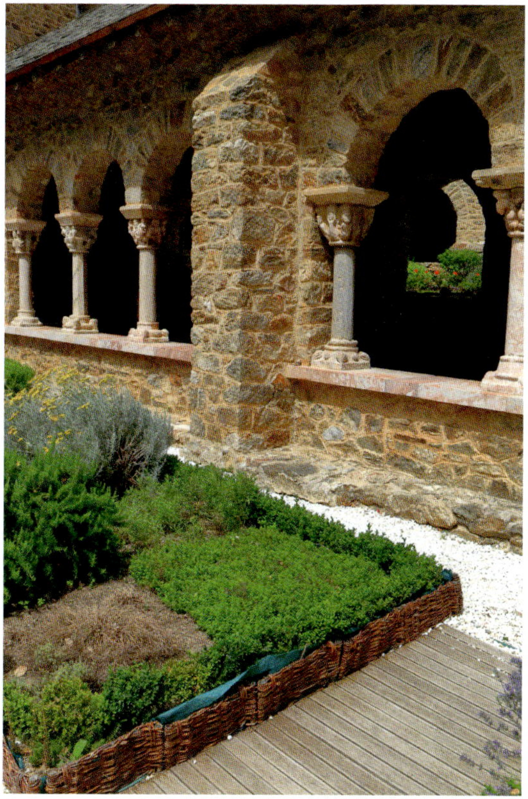

Die Speisen galten den Ordensleuten seit jeher als Gabe Gottes, die man mit Dankbarkeit und gebührender Aufmerksamkeit zu sich nehmen sollte. So ist es auch heute noch. Dies wird auch bei der Bewirtung im Kloster deutlich. Den Gästen wird nur das Beste aufgetischt. Damit demonstrieren die Ordensleute, wie wertvoll ihnen die Besucher im Kloster sind.

Klöster verfügten über ein umfassendes Ernährungswissen. Sie waren Selbstversorger und hatten die entsprechenden Ressourcen – Gärten, Felder, Weinberge, Mühlen, Teiche. Über lange Zeiträume konnten sie beobachten, wie die Lebensmittel auf den Menschen wirken, wobei der Begriff „Lebensmittel" von ihnen im wörtlichen Sinn verstanden wurde, nämlich als Mittel für das Leben. So bildeten sich im Laufe der Zeit einige Grundregeln klösterlicher Ernährung heraus, die auch heute durchaus noch Gültigkeit haben.

Dass die klösterlichen Ernährungsregeln auch heute noch fruchten, zeigt eine Untersuchung zur Lebenserwartung von Ordensleuten. Dabei stellte man fest, dass Mönche wesentlich länger leben als die restliche männliche Bevölkerung, nämlich vier Jahre.[8] Dies kann nicht nur am kontemplativen Leben hinter Klostermauern liegen, sondern hat auch etwas mit der Ernährung zu tun.

Wer sich mit den Ernährungsregeln der Ordensväter beschäftigt, wird feststellen, wie durchdacht und zeitgemäß sie auch heute noch sind.

Grundregeln klösterlicher Ernährung:

- Körper, Geist und Seele bilden eine Einheit. Wenn man dem Körper ungesunde Nahrung zuführt, leiden auch Geist und Seele darunter.
- Essen sollte man in rechtem Maß – ausgewogene Ernährung, ausgewogene Mengen und in ausgewogenen Zeitabständen.
- Bei der Auswahl der Speisen sollte man die regionalen und jahreszeitlichen Angebote nutzen. Besonders gut ist es, wenn man etwas Eigenes im Garten anbauen kann, und seien es auch nur Kräuter.
- Das Essen soll geachtet werden. Deshalb ist es wichtig, Nahrung bewusst, in Ruhe und in einem Ambiente zu sich zu nehmen, wo man diese Bedingungen hat.
- Essen sollte man genießen: beispielsweise gemeinsam mit anderen Menschen, an einem gedeckten Tisch, mit Musikuntermalung oder auch Kerzenschein.

HINWEISE ZUR ERNÄHRUNG VON BASILIUS

Basilius (330–379), nach dessen Regeln noch heute die Basilianer leben, war mit seinem monastischen Konzept wegweisend für das lateinische Mönchtum. Seine Regeln beeinflussten auch den hl. Benedikt.

Für Basilius war es wichtig, dass die Nahrungsmittel geachtet und mit Bedacht zu sich genommen werden sollten: „Deine innere und äußere Haltung bei Tisch sollte so sein, als ob der Schöpfer gegenwärtig ist: Er freut sich mit Dir daran, wenn Du Speise und Trank genießt, um Kraft zu erhalten, Deinen Aufgaben gestärkter und freudiger nachzukommen. Isst Du jedoch mehr und häufiger als notwendig, verschleuderst Du auf ungute Weise die der Nahrung innewohnende Kraft. Sie kann Dich belasten und sogar krank machen.“ [9]

Basilius appelliert darüber hinaus ganz deutlich an die Vernunft seiner Mitbrüder und -schwestern, nichts im Übermaß zu sich zu nehmen.

WAS DER HL. BENEDIKT SEINEN MITBRÜDERN ZUM THEMA ERNÄHRUNG MIT AUF DEN WEG GAB

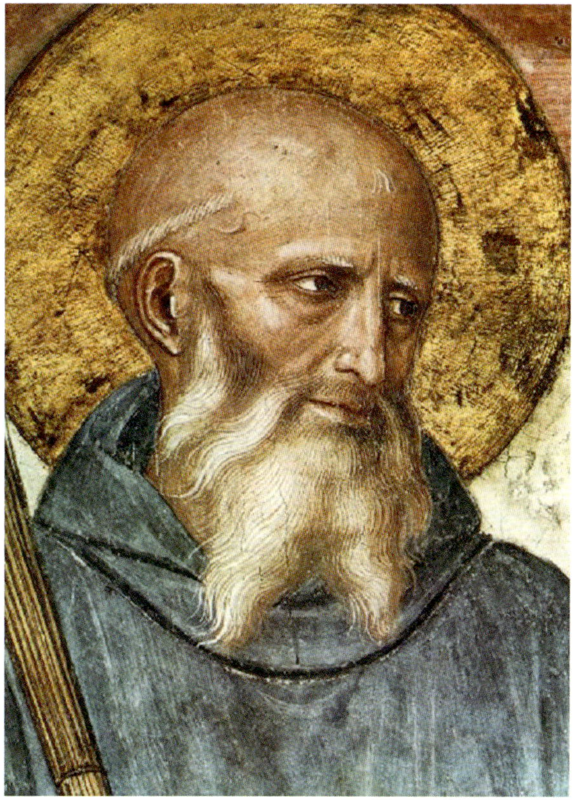

Benedikt von Nursia

Die Regel Benedikts (um 480–547) zeugt von großer Menschenkenntnis und ist geprägt von umfangreichen Erfahrungen mit den menschlichen Stärken und Schwächen. Er wusste, dass die Ernährung nicht nur Auswirkungen auf die körperliche, sondern auch auf die seelische Verfassung hatte. Deshalb widmete er diesem Thema ganze Kapitel. Detailliert ging er dabei darauf ein, wann gegessen werden sollte. Im Sommer beispielsweise, wenn die Sonne heiß und drückend war, fand die Hauptmahlzeit zu anderen Zeiten statt als im Winter. Die Mönche, die körperliche Arbeit, zum Beispiel auf dem Feld, leisteten, waren nicht so strengen Fastenregeln unterworfen wie ihre Mitbrüder, die weniger körperlichen Einsatz brachten.[10] Auch zu den Getränken äußerte er sich, wie bereits in Kapitel „Die Speisepläne der Ordensväter“ (siehe S. 8) dieses Buchs ausgeführt.[11]

Immer wieder aber weist Benedikt darauf hin, dass es im Ermessen des Abts liegt, die Ernährungsvorgaben seiner Regel zu variieren, wenn dies sinnvoll ist. Denn Benedikt war klar, dass man die besonderen klimatischen Verhältnisse des jeweiligen Klosterstandorts berücksichtigen musste.

DIE ERNÄHRUNGSLEHRE HILDEGARDS VON BINGEN

Hildegard von Bingen (1098–1179), Äbtissin der Klöster Rupertsberg bei Bingen und Eibingen bei Rüdesheim am Rhein, hat sich in ganz besonderer Weise mit der Ernährung beschäftigt. Sie entwickelte eine Art Gesundheitssystem mit ausführlichen Anregungen zu Einsatz und Wirkung bestimmter Lebensmittel.

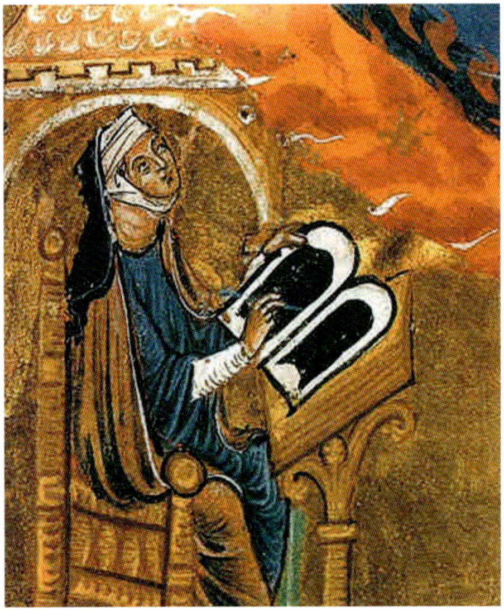
Hildegard von Bingen

Basis ihrer Ernährungslehre ist die „Discretio", also das richtige Maß – wie auch bei Benedikt. Der Mensch sollte in Einklang mit Gott und der Natur sein und seinem Körper ständig die Grünkraft (=Viriditas) der Natur zukommen lassen. Einerseits, indem er sich mit der Natur beschäftigte, aber auch die Gaben der Natur für sich nutzte und sich natürlicher Ressourcen bediente. Die Grünkraft war für sie Sinnbild eines gesunden, fruchtbaren Lebens.

In ihren Werken „Das Buch der Physika" und „Das Buch der Scivias" betonte sie immer wieder, den Menschen in seiner ganzen Einheit von Körper, Geist und Seele zu betrachten. Und machte klar, dass wir eine Verantwortung gegenüber unserem Körper haben. Als Heilkundlerin hat Hildegard von Bingen Bedeutendes geleistet. Ihre Ernährungslehre zeugt von großer Erfahrung und Weitsicht und ist daher gerade in unserer heutigen Zeit, in der Fast Food und die Achtlosigkeit im Umgang mit unserer Ernährung so zugenommen haben, von Bedeutung.

Ihre Ausführungen zur gesunden Lebensführung, ihre heilkundlichen Rezepturen und Ernährungsvorschläge sind vielfältig und basieren, wenn man sie in unsere heutige Sprache übersetzt, im Prinzip auf folgenden Lebensregeln:

Lebensregeln nach Hildegard von Bingen:

- In Harmonie mit der Natur leben.
- Ein Gleichgewicht zwischen Ruhe und Bewegung schaffen.
- Im rechten Maß wachen und schlafen.
- Die positiven Aspekte des Lebens betonen.
- Sich gesund ernähren.
- Auf den Einklang von Körper, Geist und Seele achten.

IGNATIUS VON LOYOLAS AUSFÜHRUNGEN ZUR ERNÄHRUNG

Auch der Begründer des Jesuitenordens, Ignatius von Loyola (1491–1556), wusste um die Bedeutung einer richtigen Ernährung. „Deine Nahrung sollte ausgewogen sein und sowohl Deiner beruflichen Tätigkeit als auch Deinem geistlichen Leben entsprechen.“ [12]

Die hier beschriebenen Ordensvertreter stehen beispielhaft auch für andere Ordensväter, die ebenfalls um die Bedeutung einer gesunden, ausgewogenen Ernährung wussten und dies ihren Mitbrüdern und -schwestern immer mit auf den Weg gaben.

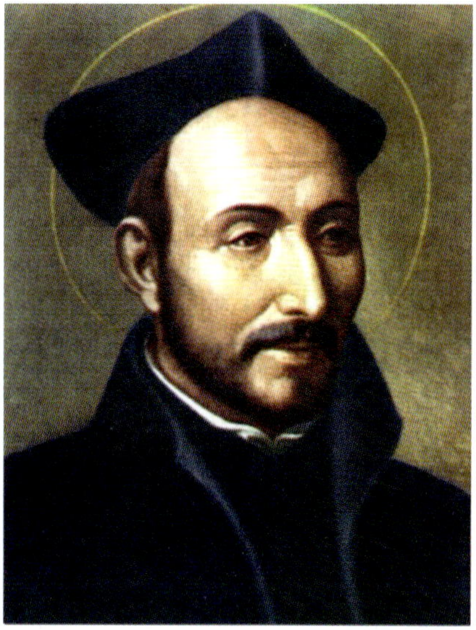

Ignatius von Loyola

WARUM GERADE IN KLÖSTERN VIELE NAHRUNGSMITTEL UND GETRÄNKE ERFUNDEN WURDEN

Schon der Mönchsvater Benedikt hatte erkannt, dass eine ausgewogene Ernährung inklusive der passenden Getränkeauswahl zu einem ausgeglichenen Leben gehörte. Man wusste damals bereits, dass schwere Speisen den Menschen belasten und ihn träge machen. Nicht nur körperliche Unbeweglichkeit ist die Folge, sondern damit verbunden auch geistige Inflexibilität. Nicht ohne Grund heißt es im Volksmund: „In einem gesunden Körper steckt ein reger Geist." Gleichzeitig hatte man schon in der frühen Zeit des Mönchstums die Erfahrung gemacht, dass karge und zu wenig Nahrung den Menschen unleidlich werden lässt. Dies ist mit einer der Gründe, warum Benedikt in seiner Regel so ausführlich auf die Mahlzeiten und das Maß der Getränke einging.

Nun schrieb Benedikt seine Regel im 6. Jahrhundert nach Christus auf dem Monte Cassino südlich von Rom. Bei dem dortigen Klima und der Bodenbeschaffenheit konnte man eine relativ große Bandbreite an Lebensmitteln selbst anbauen und den Speiseplan entsprechend abwechslungsreich gestalten. Dies war jedoch nicht in allen Regionen möglich, in denen sich das frühe Mönchtum ausbreitete.

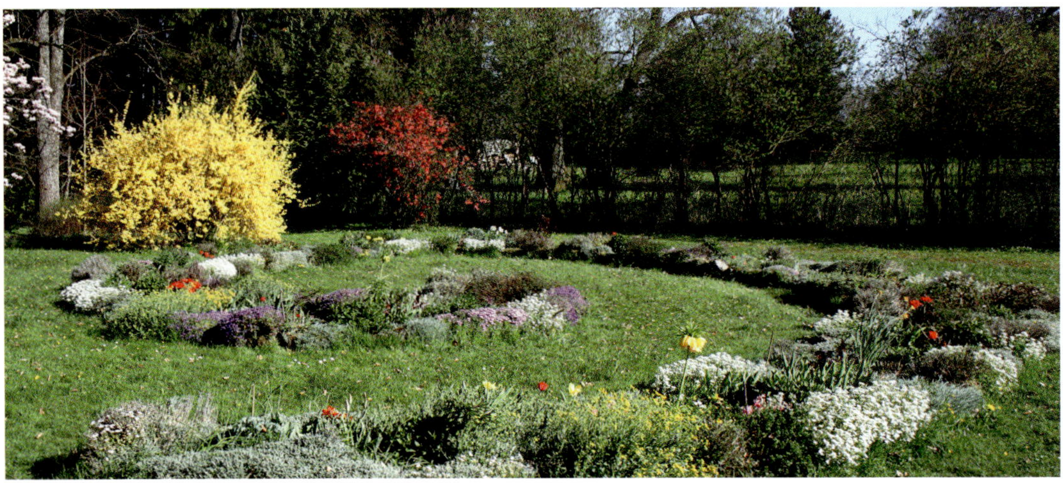

Im Park des Klosters Bernried

Zwar brachten die Mönche aus Italien Samen, Stecklinge und Pflanzen beispielsweise nach Germanien mit. Sie waren hier aber erst einmal mit dem kargen und nicht kultivierten Boden konfrontiert, mussten Wälder roden und die Erde urbar machen. Nicht alle Gewächse aus dem Mittelmeerraum gediehen hier.

DIE EXPERIMENTIERFREUDIGKEIT IN DEN KLÖSTERN

Da die Klöster jedoch autark waren, mussten sie kreativ werden, um den Speiseplan nicht zu eintönig werden zu lassen. So begann man zu experimentieren. Dafür brauchten die frühen Mönche vor allem drei Dinge: Ländereien, „Manpower" und Zeit.

Über Grund und Boden verfügten die Konvente in der Regel, auch über die menschlichen Ressourcen. Die Klöster hatten im Mittelalter nicht unter Personalschwund zu leiden. Im Gegenteil, die Klosteranlagen hatten nicht selten die Ausmaße von kleinen Dörfern, in denen Hunderte von Ordensleuten lebten.

Auch Zeit war für die Menschen hinter Klostermauern kein Problem. Während die restliche Bevölkerung von Sonnenauf- bis Sonnenuntergang auf dem Feld arbeiten musste und dennoch nicht alle Hungrigen am Tisch satt bekommen konnte, hatten die Mönche vielfach das Privileg, sich ihren Studien widmen zu können. Körperliche Arbeit wurde in den Klöstern meist von Laienbrüdern verrichtet.

In vielen Klöstern kam eine ausgewogene und reichliche Mahlzeit auf den Tisch. Ordensmitglieder waren in der Regel daher auch besser ernährt als die restliche Bevölkerung. Sie starben sogar manchmal an Krankheiten, die als Folge von Übergewicht entstanden, beispielsweise Arthritis oder Diabetes, wie jüngere Untersuchungen an Skeletten von Ordensleuten aus dem Mittelalter belegen.[13]

Klöster hatten Weinberge, Felder, Nutzgärten, Mühlen und Teiche. Mönche konnten lesen und schreiben. Und in den Konventen gab es Bücher mit alten Rezepturen. So hatten die Ordensleute die besten Möglichkeiten, Neues auszuprobieren und zu kreieren. Und vielfach nutzten sie ihre Chancen. So erklärt sich, warum in den Klöstern so viele Speisen und Getränke erfunden wurden.

SCHÖPFUNGEN AUS KLOSTERKÜCHE UND -KELLER, DIE AUCH HEUTE NOCH ZU UNSEREM SPEISEPLAN GEHÖREN

KÄSE – EINE KLÖSTERLICHE SPEZIALITÄT

Noch heute finden wir in unserem Käseangebot viele Sorten, die in Klöstern kreiert wurden. Warum gerade Klöster so wegweisend in der Käseproduktion waren, liegt auf der Hand: Das Vieh stand auf der Weide und gab Milch. Was lag näher, als damit zu experimentieren?

Man entwickelte vor allem Kuhmilchprodukte, erst später Ziegenkäse. So entstanden im Mittelalter hinter den Klostermauern zahlreiche Käsesorten, die wir auch heute noch auf der Käsetheke finden. Der „Port Salut“ beispielsweise oder der „Saint Nectaire“, beide benannt nach den Klöstern, in denen sie entstanden. Oder der berühmte „Trappistenkäse“, der seinen Namen gleich einem ganzen Orden verdankt.
Der Name „Münster“ im gleichnamigen Käse leitet sich sogar aus dem lateinischen Begriff für Kloster ab: „monasterium“.

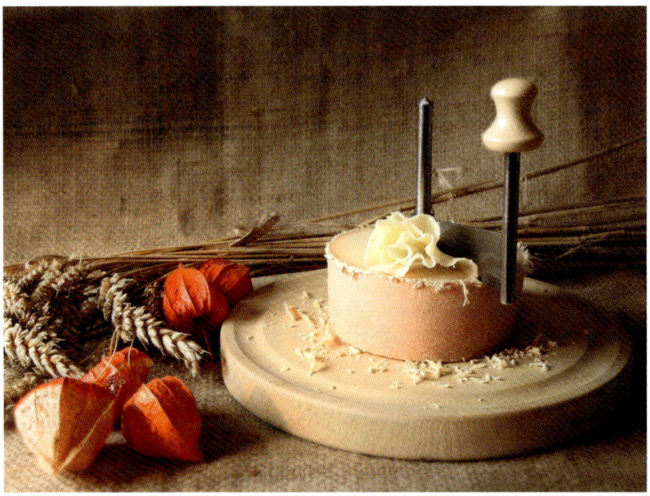

Um die Entstehungsgeschichten so mancher klösterlicher Käsesorten ranken sich Legenden. Beispielsweise soll der „Tête de moine“ – der „Mönchskopf“ – so benannt worden sein, weil in einem französischen Kloster ein hungriger Mönch in der Speisekammer heimlich den Deckel eines Käserads abschnitt und sich bei seinen unerlaubten Besuchen darunter immer wieder etwas Käse abkratzte.

Schließlich wurde er von seinem Prior erwischt. Dieser forderte den Kopf des Mönchs – eben den „Tête de moine“. Der arme Ordensbruder konnte sein Haupt jedoch noch aus der Schlinge ziehen, indem er seinem Klostervorsteher erläuterte, dass man mit dieser Art von Käse auch Geld machen könne.

Eine Käserei gehörte im Mittelalter zu fast jedem Kloster. Aus dieser Zeit stammt auch die erste Käse- und Butterverordnung, erlassen von Karl dem Großen. Dieser schwor übrigens auf den Käse der St. Galler Mönche. Logischerweise entwickelte sich der Käse zum festen Bestandteil des klösterlichen Speiseplans. Vom Kloster Werden an der Ruhr ist aus dem Jahr 1063 überliefert, dass jeder Mönch pro Woche ein halbes bis zu einem Kilo Käse erhielt. 1325 erhielten zwei männliche Ordensmitglieder in drei Monaten 105 Käse, das entsprach in etwa einem halben Käse pro Tag! Dem Erzbischof von Köln wurden täglich zwei Rundkäse geliefert. So entwickelte sich der Käse rasch zu einem Highlight des mittelalterlichen Klosterspeiseplans.

Dass man mit dem Verkauf von Käse auch Geld machen konnte, entdeckten die Mönche erst nach der Reformation. Die Klosterbibliotheken enthielten wertvolle Rezepturen. Frühere Mönchsgenerationen hatten diese niedergeschrieben und archiviert. Auf Grund akribischer Mönchsaufzeichnungen wissen wir, dass der Gruyère 1115, der Chester 1150 und der bayerische Handkäse 1200 erstmalig erwähnt wurden.

DAS TÄGLICHE BROT

Seit Jahrtausenden ist Brot ein Grundnahrungsmittel für die Menschen. Schon zur Zeit der Pharaonen stellten die Ägypter mit einfachsten Methoden Brotfladen her, als Basis dienten lediglich Mehl und Wasser. Durch Zufall entdeckten sie auch den Sauerteig: Sie beobachteten, dass der Teig in einem Topf nach mehreren Stunden in der Sonne aufging und säuerte.

Wie bedeutsam das Brot wegen seines hohen Nährwerts auch in unseren Gefilden war, zeigt alleine die Tatsache, dass bereits die Alemannen den Bäcker zum Berufsstand erhoben. Kaiser Karl der Große erließ die erste Brotverordnung.

Galt Brot im frühen Mittelalter noch als besondere Leckerei, so avancierte es im Hochmittelalter zu einer weit verbreiteten Speise, die sowohl bei Hofe als auch bei Bürgern und Bauersleuten auf den Tisch kam. Brot war das Hauptnahrungsmittel unter allen Getreideprodukten. Es wurde so wichtig, dass man es in Hungerzeiten, wenn das Getreide knapp wurde, mit Ersatzmitteln herzustellen versuchte: mit Kastanien, Hafer oder dicken Bohnen beispielsweise.

Bei der Herstellung von Brot taten sich auch die Klöster hervor. Selbstverständlich verfügte jedes Kloster über eine eigene Backstube, denn jedem Mönch stand pro Tag ein römisches Pfund Brot – nach heutiger Maßeinheit 327 Gramm – zu. Auch in den Klosterbäckereien wurde experimentiert. So entstanden im Mittelalter Brotsorten, die wir heute noch in unserem Sortiment wiederfinden. Das Dinkelbrot beispielsweise, auf das Hildegard von Bingen schwor. Oder verschiedene Vollkornbrotsorten. Nicht zu vergessen das helle Domherrenbrot oder das berühmte Andechser, benannt nach dem gleichnamigen Kloster. Auch heute noch gibt es Klosterbäckereien, in denen traditionelle Brotsorten nach alten Rezepturen hergestellt und verkauft werden.

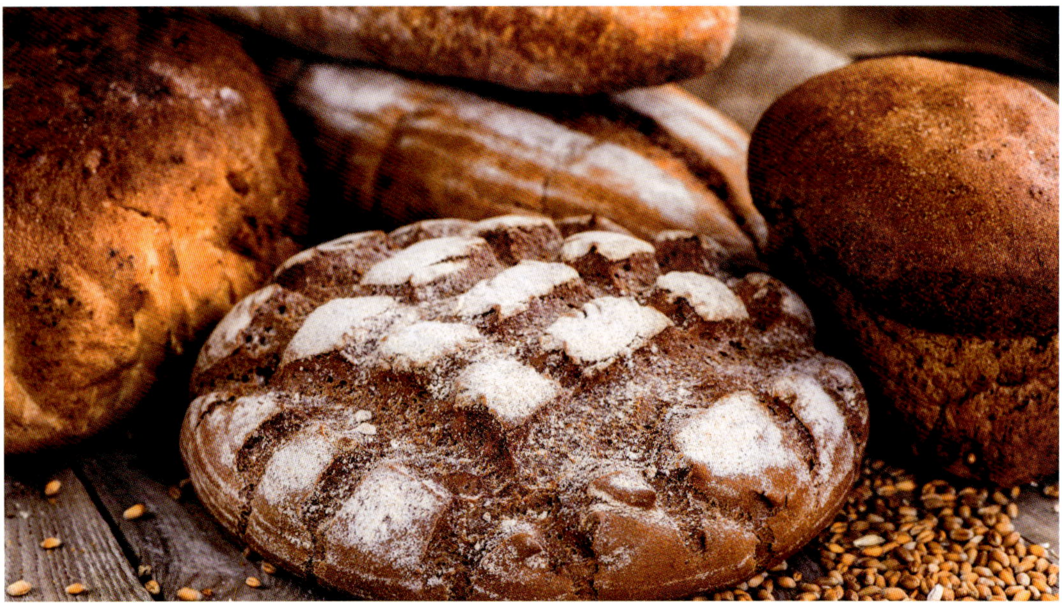

DAS KLOSTERBIER

Erste Belege für die Herstellung von Bier gibt es auf sumerischen Tontafeln aus der Zeit zwischen 4000 und 3000 v. Chr., die Menschen beim Bierbrauen zeigen. In unserer heimischen Region galt Bier als Nahrungsmittel und wurde daher ursprünglich von Frauen hergestellt, die für die Verpflegung der Familie zuständig waren.

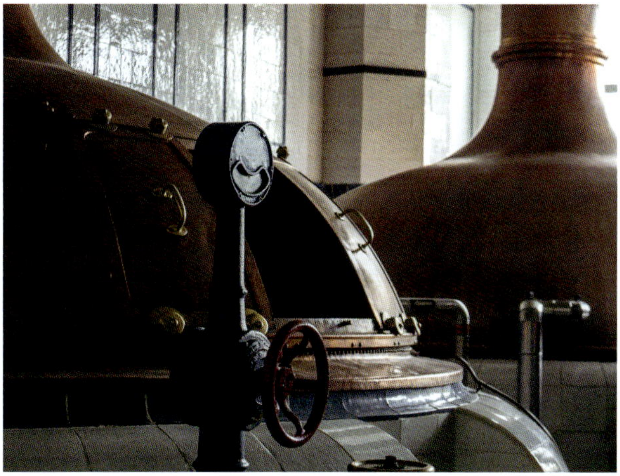

Etwa um 800 n. Chr. begannen Mönche, sich mit dem Bierbrauen zu beschäftigen. Im Grunde war dies aus der Not geboren, denn die strengen klösterlichen Fastenphasen setzten den Ordensleuten sehr zu. Zumal jenen, die körperlich arbeiten mussten. Allerdings galt im Kloster die Regel „Liquida non fragunt ieunum" – „Flüssiges bricht das Fasten nicht" –, und da das Bier flüssig war, konnte man es als Nahrungsmittel auch in Fastenzeiten zu sich nehmen. So begann man in Klöstern, Bier zu brauen und experimentierte auch hier. Es waren beispielsweise Mönche, die beim Brauen erstmalig Hopfen verwendeten und seine beruhigende Wirkung erkannten. Das Bier wurde damit würziger und haltbarer.

Klöster stellten Bier nicht nur für den eigenen Konvent her, sondern begannen auch, es zu vermarkten. Es entstanden Klosterbrauereien und auch Schankwirtschaften, die von Klöstern betrieben wurden. Einige von ihnen existieren auch heute noch und erfreuen sich großer Beliebtheit. Beispielsweise die älteste noch existierende Klosterbrauerei der Welt im Kloster Weltenburg, die Klosterbrauerei in Ettal, in der seit 1609 das Bier von Mönchen gebraut wird, oder der „Heilige Berg" in Andechs, wo seit Gründung der Benediktinerabtei 1455 Bier hergestellt wird. Biermarken wie Augustiner, Franziskaner oder Paulaner deuten noch heute darauf hin, dass Ordensleute ihnen den Namen gaben.

Besonders bemerkenswert im Zusammenhang mit der deutschen Biergeschichte ist die Tatsache, dass hier 1516 mit dem Reinheitsgebot das erste Lebensmittelgesetz der Welt festgeschrieben wurde. Es besagt, dass Bier nur aus Gerste, Hopfen und Wasser hergestellt werden darf.

LIKÖRHERSTELLUNG

Auch im Herstellen von Likören – abgeleitet aus dem lateinischen Begriff „liquor" für „Flüssigkeit" – waren Klöster federführend. Die Kunst der Destillation war seit dem 13. Jahrhundert in Europa bekannt. Klöster verfügten über Kräutergärten und experimentierten mit den dort vorhandenen Heilpflanzen. Man legte sie in Alkohol oder Alkohol-Wassergemische ein, um die Wirkstoffe herauszulösen. Dieser Mazeration genannte Prozess konnte mehrere Wochen dauern. Danach wurde der Alkohol mitsamt den extrahierten pflanzlichen Ölen noch destilliert, und der Geschmack des Getränks mit Honig verfeinert. – Bienenzucht war übrigens auch eine klösterliche Domäne. Die Mönche stellten Honig und Wachs her und vermarkteten beides.

Der Likör war ursprünglich ein Heilmittel und wurde nur in Klöstern und Apotheken hergestellt, die zumeist auch zu Klöstern gehörten. Das bekömmliche medizinische Getränk avancierte zum beliebten Digestif, den man nach der Mahlzeit zur Verdauung trinkt.

Zu den ältesten Likörmarken gehört „Bénédictine". Dieser wurde vom normannischen Benediktinermönch Dom Bernardo Vincelli 1510 kreiert. Auch heute noch werden in Klöstern Liköre hergestellt, Kloster Ettal hat beispielsweise eine ganze Reihe davon. Dort entsteht auch der „Waldsassener Klosterlikör", den die Zisterzienserinnen von Waldsassen an ihrer Klosterpforte verkaufen.

WHISKEY AUS DEM KLOSTER

Auch die Erfindung des Whiskeys schreibt man Mönchen zu. Hintergund war auch in diesem Fall, mit Mitteln der Destillation Medizin herzustellen. Die Brennmeister in den Klöstern Nord- und Westeuropas verwendeten zum Destillieren Maischen aus vergorenem Getreide, da Trauben in ihren Klimazonen nicht gedeihen konnten.

Die erste bekannte urkundliche Erwähnung einer derart destillierten Spirituose findet man in Aufzeichnungen einer schottischen Finanzbehörde aus dem Jahr 1494. Dort wird ein Bruder Jon Cor im Namen von König James IV. beauftragt, „aqua vita" – also „Wasser des Lebens", im Keltischen „uisge beatha" – herzustellen. Das Wissen um die Herstellung schottischen Whiskeys blieb zunächst Klöstern vorbehalten. Es verbreitete sich aber rasch, als die schottischen Klöster 1560 aufgelöst wurden, und die Mönche sich als Bürger in den umliegenden Gemeinden niederließen. Ihre Kenntnisse und Fähigkeiten führten dazu, dass viele Hausbrennereien entstehen konnten.

CHAMPAGNERLAUNEN

Der Champagner verdankt seine Erfindung einem Zufall, aber einem klösterlichen: Vor rund 300 Jahren kam der Benediktinermönch Dom Pierre Pérignon in das Kloster des Dorfs Hautvillers in der Champagne, dem nördlichsten Weinanbaugebiet Frankreichs. Da es in dieser Gegend lange Winter und verhältnismäßig wenig Sonne gibt, das Kloster zur Aufbesserung der Finanzen jedoch Wein produzieren und verkaufen wollte, begann Dom Pérignon, mit verschiedenen Traubensorten zu experimentieren, um den Wein süßer und damit genießbarer zu machen. Zufällig entdeckte er, dass bei Kälte die Gärung unterbrochen wird und bei Wärme wieder einsetzt. Fässer explodierten plötzlich im Klosterkeller, und die Flüssigkeit begann zu „sprudeln" – der Champagner war geboren.

Aus der Not wurde eine Tugend, denn Champagner gehört heute zu den edelsten Getränken. Der Name des erfinderischen Mönchs schmückt nach wie vor eine Champagnermarke – „Dom Pérignon".

EIN WEITERES „KLÖSTERLICHES" GETRÄNK

Auch eine klösterliche Kreation soll der Cappuccino sein, so benannt, weil seine Farbe derjenigen der Kapuzinerkutte gleicht.

SÜSSIGKEITEN AUS DEM KLOSTER

Nicht nur in der Herstellung von Getränken waren die Ordensleute federführend, auch so manche süße Kreation stammt aus dem Kloster.

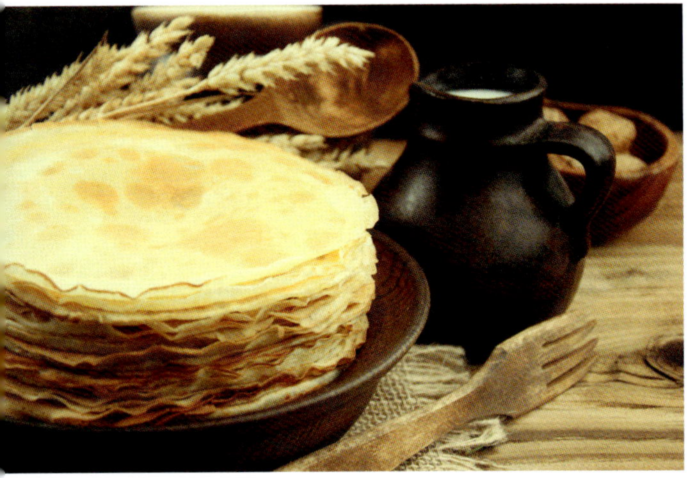

Beispielsweise die im 13. Jahrhundert im französischen Kloster Cluny entwickelten Crêpes. Ursprünglich kannte man wegen der Fastenvorschriften in den Klöstern nur einfache Oblaten, deren Herstellung übrigens auch heute noch manchmal in den Händen von Klöstern liegt. Später durfte der Mehlbrei mit Öl, Honig, Eiern und Käse angereichert werden.

In Cluny vermischten die Ordensleute einen einfachen Waffelteig aus Milch und Eiern mit Wein, Gewürzen und Mandelmilch und buken ihn in Fett aus. Serviert wurden die dünnen Pfannkuchen mit Zucker, Marmelade oder einem Schuss Klosterlikör – so entstand die heutige „Crêpe Suzette".

WÜRZIGES AUS KLÖSTERN

Auch mit Gewürzen beschäftigte man sich in Klöstern. Namen wie Mönchspfeffer, Kapuzinerkresse oder Engelwurz zeugen davon.

Man könnte die Reihe der Erfindungen aus Klosterküche und -keller noch fortsetzen, man denke nur an Gerichte wie „Kartäuserklöße" oder „Maultaschen", die angeblich nach dem Kloster Maulbronn benannt wurden, weil man dort während der Fastenzeit Teigtaschen mit dem verbotenen Fleisch füllte, deshalb werden sie auch gelegentlich „Herrgottsbescheisserle" genannt. Aber die erwähnten Beispiele belegen zur Genüge, wie kreativ man in den Konventen war, wenn es um die Ernährung ging.

DER RHYTHMUS DER MAHLZEITEN – ALLES ZUR RECHTEN ZEIT

Der hl. Benedikt hatte in seiner Regel konkret festgelegt, wann und zu welchen Tageszeiten die Mitglieder seiner Ordensgemeinschaft essen sollten. Dieses sehr durchdachte System macht in großen Teilen auch heute noch Sinn und wird – mehr oder weniger variiert – in vielen Klöstern noch so praktiziert.

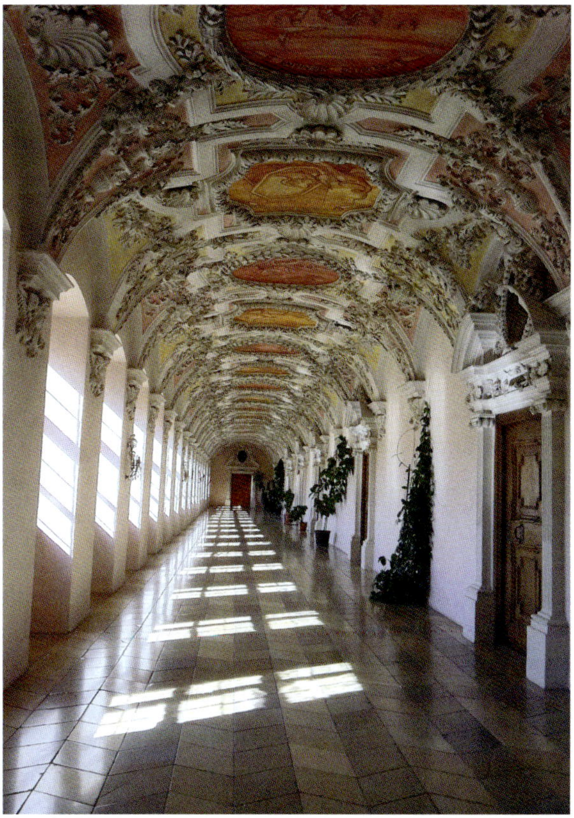

Gang im Kloster Wessobrunn

Gefrühstückt wird in den Konventen normalerweise nach der Laudes, dem morgendlichen Lobgesang. Meist ist dies gegen 8 Uhr. Das Mittagessen findet nach dem mittäglichen Gebet, der so genannten Mittagshore, statt, also etwa zwischen 12.15 und 12.30 Uhr.

Das Mittagessen ist in den Klöstern die Hauptmahlzeit des Tages. Danach ziehen sich die Ordensleute in der Regel zur Mittagsruhe zurück. Sie wird in vielen Klöstern eisern eingehalten und ist auch notwendig in Anbetracht der Tatsache, dass Nonnen und Mönche meist zwischen 5 und 5.30 Uhr aufstehen, um am ersten Morgengebet, der Morgenhore, teilnehmen zu können. Zwischen 12.30 und 14 Uhr wird man sich deshalb schwer tun, Klostermenschen zu erreichen. Man erwartet, dass auch Außenstehende diese Ruhephase respektieren.

Die klösterliche Abendmahlzeit findet nach der Vesper statt. Zu diesem Abendgebet treffen sich die Bewohner der meisten Klöster um 18 Uhr. Das Abendessen beginnt dann – je nach Klosterordnung – zwischen 18.30 und 19 Uhr. Jedoch niemals nach 19 Uhr. Da Mönche und Nonnen sehr früh aufstehen müssen, gehen sie am Abend auch zeitig ins Bett. Nach der Abendmahlzeit bleiben ihnen aber doch meist noch etwa zwei Stunden Zeit, bevor sie sich schlafen legen.

Von den Klöstern können wir auch in diesem Fall für unseren Alltag außerhalb der Klostermauern lernen.

Die wichtigsten Ernährungsregeln aus der Klostertradition für unseren Alltag:

- Essen Sie dreimal täglich, aber nichts zwischen den Mahlzeiten.
- Essen Sie nach Möglichkeit immer zu den gleichen Zeiten.
- Frühstücken Sie nach dem Aufstehen. Das Frühstück ist die Grundlage für den Tag und daher sehr wichtig.
- Frühstücken Sie vollwertig, das heißt beispielsweise mit Müsli, Roggen- oder Dinkelbrot, Früchten und Quark oder Joghurt.
- Die Hauptmahlzeit sollte dann stattfinden, wenn alle Familienmitglieder zusammen essen können. In manchen Familien kann dies erst am Abend sein.
- Mindestens eine Mahlzeit am Tag sollte man gemeinsam einnehmen.
- Das Abendessen sollte möglichst bis 19 Uhr stattfinden. Falls dies nicht machbar ist, sollte man spätestens zwei Stunden vor dem Zubettgehen essen, damit der Magen Zeit zur Verdauung hat.
- Wenn man mittags reichhaltig gegessen hat, kann das Abendessen auch mal ausfallen.
- Appetit zwischen den Mahlzeiten vergeht, wenn man reichlich Wasser oder Kräuter- beziehungsweise Früchtetee trinkt.
- Man sollte täglich mindestens zwei Liter Flüssigkeit zu sich nehmen.

DIE AUSGEWOGENE ERNÄHRUNG – ALLES IM RECHTEN MASS

Nach unserer Meinung dürften für die tägliche Hauptmahlzeit … mit Rücksicht auf die Schwäche Einzelner zwei gekochte Speisen genügen … War die Arbeit einmal härter, liegt es im Ermessen und in der Zuständigkeit des Abtes, etwas mehr zu geben, wenn es guttut. Doch muss vor allem Unmäßigkeit vermieden werden; und nie darf sich bei einem Mönche Übersättigung einschleichen. Denn nichts steht so im Gegensatz zu einem Christen wie Unmäßigkeit", legte der hl. Benedikt in seiner Regel bei der Beschreibung des Maßes der Speise fest.[14]

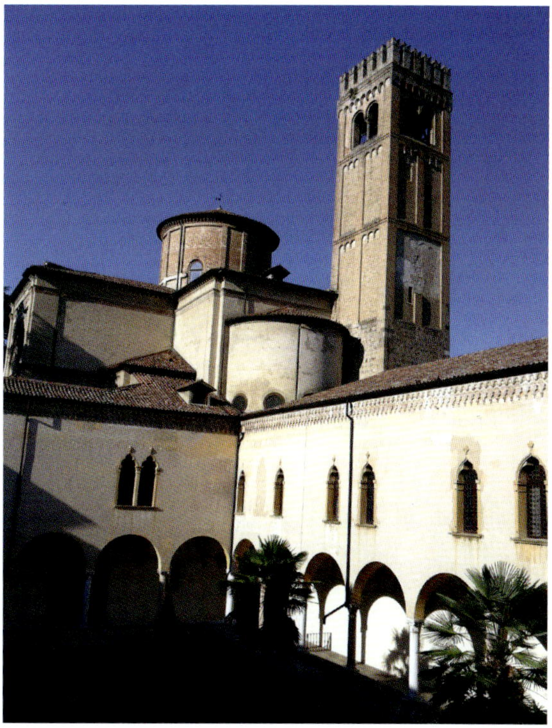

Benediktinerabtei Praglia bei Padua

Auch diese weise Regel können wir auf unsere Zeit übertragen. Heutzutage, wo rund um die Uhr und zu jeder Jahreszeit alle Speisen verfügbar sind, hat man oft das rechte Maß verloren. Wir können in den Städten 24 Stunden lang Lebensmittel einkaufen. Und auf Grund modernster Transportmittel und Globalisierung ist unsere Speisenauswahl keinen Einschränkungen mehr unterworfen. Spargel oder Kirschen im Winter, Orangen, Kiwis oder Datteln im Sommer – alles ist jederzeit reichlich verfügbar.

Doch mit dieser immerwährenden Verfügbarkeit verlieren diese Dinge auch das Besondere. Wenn man sich früher auf den ersten Spargel im Frühjahr freute, weil man ihn mehrere Monate entbehren musste, so ist er heute nichts Besonderes mehr. Denn er wird eben im Winter aus Peru eingeflogen. Die Kirschen, die es früher bei uns nur ab dem Frühsommer gab, werden im Dezember aus Chile geliefert. Und Erdbeeren sind nun rund ums Jahr erhältlich – von den Kanaren, aus Israel oder sonstwo her.

Mit der Vielfalt des Marktangebots geht unser Gefühl für das Besondere einzelner Nahrungsmittel verloren, die früher nur zur bestimmten Jahreszeiten auf den Tisch kommen konnten.

- Versuchen Sie, Ihren Speiseplan nach dem jahreszeitlichen Angebot Ihrer Region auszurichten. Dann bleiben viele Lebensmittel für Sie noch etwas Besonderes.
- Freuen Sie sich daran, was die einzelnen Jahreszeiten an ganz bestimmten Nahrungsmitteln zu bieten haben.

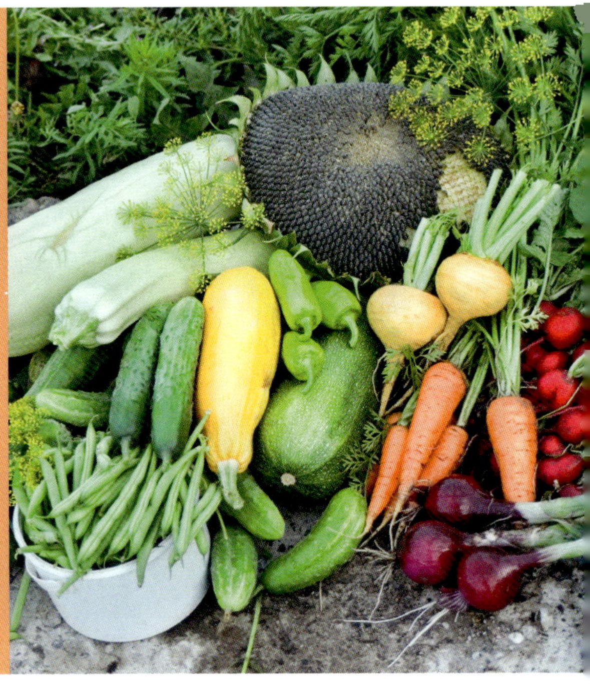

Mit dem Gefühl für ein jahreszeitliches Angebot ist uns manchmal auch das Gefühl für die Menge verloren gegangen, die wir essen sollten. In Zeiten von Lebensmittelknappheit musste alles eingeteilt werden. Heute jedoch bietet die umfangreiche Auswahl der Supermärkte alles in Überfülle. Das Ergebnis zeigt sich gerade bei den Kindern und Jugendlichen: Immer mehr leiden an Übergewicht. Sie haben das Maß verloren.

WIE SINNVOLL REGELMÄSSIGES FASTEN IST

„Du aber salbe Dein Haar, wenn Du fastest, und wasche Dein Gesicht, damit die Leute nicht merken, dass Du fastest, sondern nur Dein Vater, der auch das Verborgene sieht; und Dein Vater, der das Verborgene sieht, wird es Dir vergelten“, heißt es im Neuen Testament (Evangelium nach Matthäus 6,17–18).

Was hier im Matthäusevangelium propagiert wird, praktizierten in frühchristlicher Zeit bereits die Wüstenmönche, die sich in die Stille der Wüsten Arabiens zurückzogen, um dort zu fasten. Sinn dieses Fastens in der Einsamkeit war es unter anderem, sich durch die Askese von körperlichem und damit gleichzeitig auch von seelischem Ballast zu befreien und dadurch zu sich selbst zu finden.

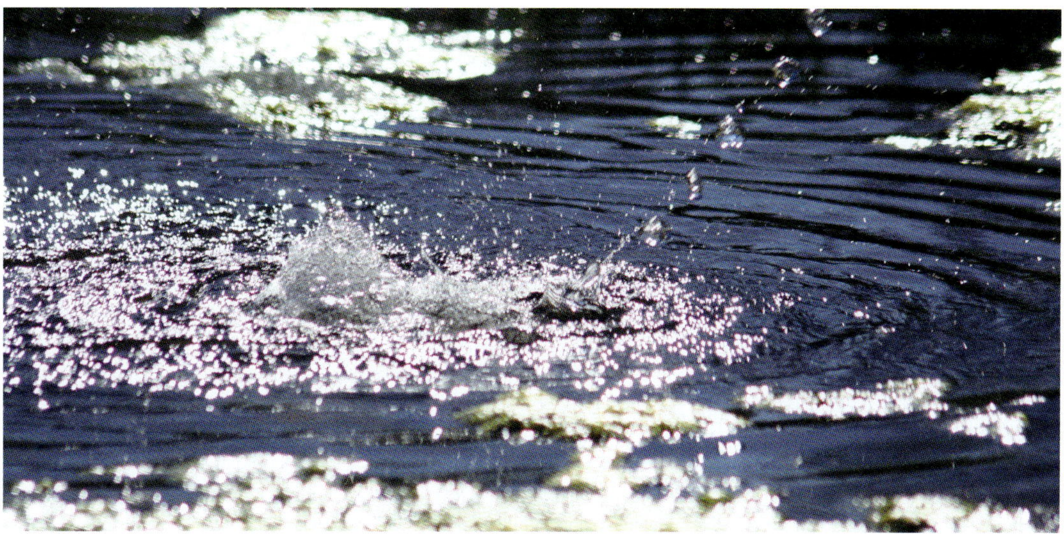

Für die Ordensväter war das Fasten fester Bestandteil des klösterlichen Jahreslaufs. Sie gingen in ihren Ordensregeln daher auch konkret darauf ein. Basilius gab beispielsweise seinen Mitbrüdern und -schwestern mit auf den Weg: „Von Zeit zu Zeit zu fasten ist etwas sehr Heilsames … spüre in Dich hinein, was Du Dir und Deinem Körper zumuten darfst. Hüte Dich jedoch vor Übertreibung und erzwinge nichts.“ [15]

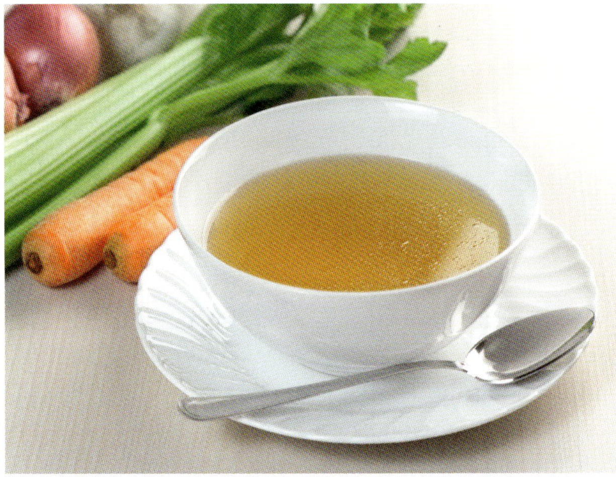

Gefastet wurde in den Klöstern vor den großen kirchlichen Feiertagen wie Weihnachten und Ostern. So wird es in den meisten Konventen auch heute noch praktiziert. Mit dem Fasten bereitet man sich auf diese besonderen Feste vor, man entlastet sich, befreit sich von Ballast und versucht so, wieder eine klare Linie in sein Leben zu bringen. „Beim Fasten, der Enthaltsamkeit und dem Verzicht geht es nicht darum, ungesteuertes und triebhaftes Verhalten abzutöten, sondern zu ordnen und kultivieren“, beschrieb es Augustinus im 4. Jahrhundert. [16]

- Wir müssen manchmal leer werden, um Dinge wieder schätzen zu lernen, deshalb ist Fasten von Zeit zu Zeit wichtig.
- Nach dem Vorbild der Ordensleute können wir regelmäßige Fastentage oder -phasen in unserem Jahreslauf einbauen. Sie werden uns Entlastung bringen.

Klarheit und Ordnung brauchen nicht nur die Ordensleute, um ihren Tageslauf zu bewältigen, sondern auch wir außerhalb der Klostermauern. Deshalb sollten auch wir regelmäßig fasten und dafür feste Zeiten in unseren Jahreslauf einbauen. Dabei kann man sich durchaus an den Phasen orientieren, in denen auch in den Klöstern gefastet wird: vor Ostern, wenn man den Ballast des Winters abwerfen will, und vor Weihnachten, um vor dem Jahreswechsel nicht unnötiges Gewicht – im doppelten Sinn – mit ins neue Jahr zu nehmen.

In den Klöstern wird vielfach das Heilfasten praktiziert, das heißt, man verzichtet in dieser Phase auf feste Nahrung und nimmt nur Wasser, Kräuter- und Früchtetees sowie klare Brühen zu sich. Manche Klöster bieten Fastenkurse an, die zwischen sechs und acht Tagen dauern.

Fasten kann man auch zu Hause, man sollte dies aber erst nach Rücksprache mit einem Arzt tun. Für den Erstfaster empfiehlt sich in jedem Fall, sich einer Gruppe anzuschließen. Kommt das Fasten im Kloster nicht in Frage, so gibt es vielfach auch „ambulante" Angebote. Pfarrgemeinden oder auch Volkshochschulen beispielsweise organisieren Fastenkurse, bei denen man sich einmal täglich trifft und ansonsten die Fastentage zu Hause verbringt.

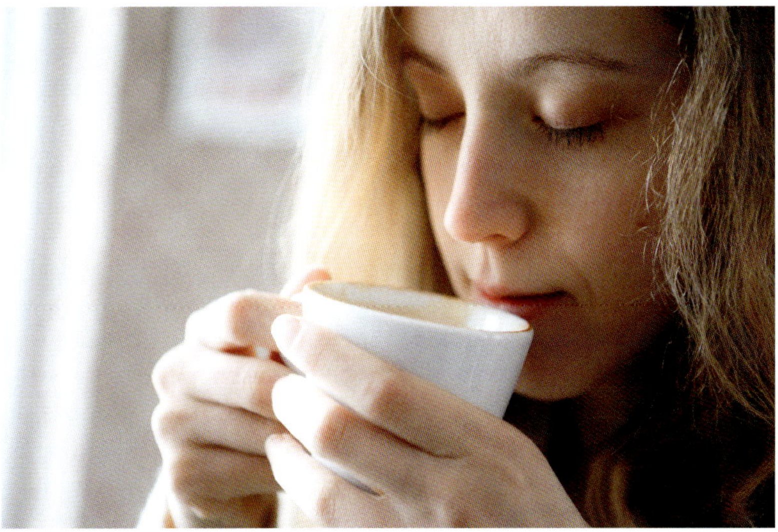

Wer fasten möchte, sollte sich auf diese Phase ganz bewusst vorbereiten. Es gibt einige Regeln, die man unbedingt berücksichtigen sollte:

Wichtig ist es, in einer Phase zu fasten, in der man sich aus dem hektischen Alltag zurückziehen kann. Denn wesentlicher Bestandteil ist

Fastengrundregeln:

- Fasten sollte man erst nach Rücksprache mit einem Arzt.
- Das Fasten sollte unter Aufsicht eines Arztes oder eines ausgebildeten Fastenbegleiters erfolgen.
- Vor die eigentlichen Fastentage sollten mindestens zwei Entlastungstage geschoben werden, an denen man sich mit Obst oder Rohkost oder Reis ernährt.
- Es empfiehlt sich, zwischen sechs und acht Tagen zu fasten. Nur Erfahrene sollten dies länger tun.
- Zu Beginn des Fastens erfolgt die Darmentleerung mittels Glaubersalz, F. X. Mayer-Passage oder eines Einlaufs.
- Auf die eigentlichen Fastentage folgen die Aufbautage mit Tees, gedünsteten Früchten, Haferschleim, Salaten und Reis. Die Kost wird allmählich wieder aufgebaut.
- Auf die Fastentage sollten jeweils halb so viele Aufbautage folgen.[17]

es auch, innerlich zur Ruhe zu kommen, seelische Lasten loszuwerden und in Dingen Klarheit zu finden, die einen im Alltag belasten. Zumindest an den ersten drei Tagen, an denen man beispielsweise Kopfschmerzen und starke Müdigkeit verspüren kann, sollte man nicht arbeiten.

Die Fastentage können wichtige Impulse für Veränderungen im eigenen Leben geben, beispielsweise auch eine Ernährungsumstellung. „Halte Dich beim Fasten an eine Regel. Wenn Du vier oder fünf Tage gefastet hast, dann iss, nachdem Du aufgehört hast zu fasten, am nächsten Tag nicht übermäßig. Denn Maßlosigkeit bringt immer Verderben“, sagte bereits die frühchristliche Wüstenasketin Amma Synkletika.[18] Und mit Franziskus kann man hinzufügen: „Doch solltest Du das Fasten nicht übertreiben. Hältst Du die Fastenzeiten vor Weihnachten und Ostern ein und nimmst des Öfteren einen Freitag hinzu, sollte es genügen.“[19]

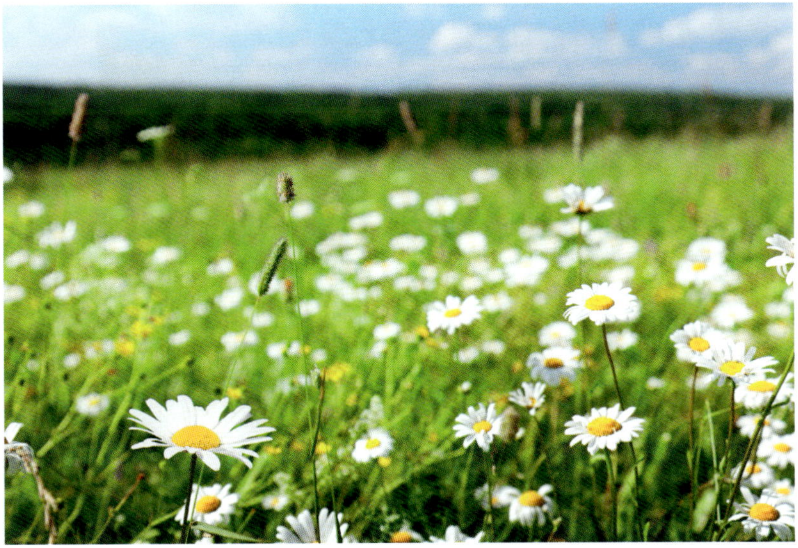

Man kann diese Anregung auch für unser Leben außerhalb der Klostermauern aufgreifen und neben zwei mehrtägigen Fastenphasen pro Jahr immer wieder einmal einen Fastentag einschieben, wenigstens einmal pro Monat. Aber es gilt auch für das Fasten wie für alle anderen Dinge: alles im rechten Maß.

DIE KLOSTERKÜCHE IN DEN EIGENEN VIER WÄNDEN

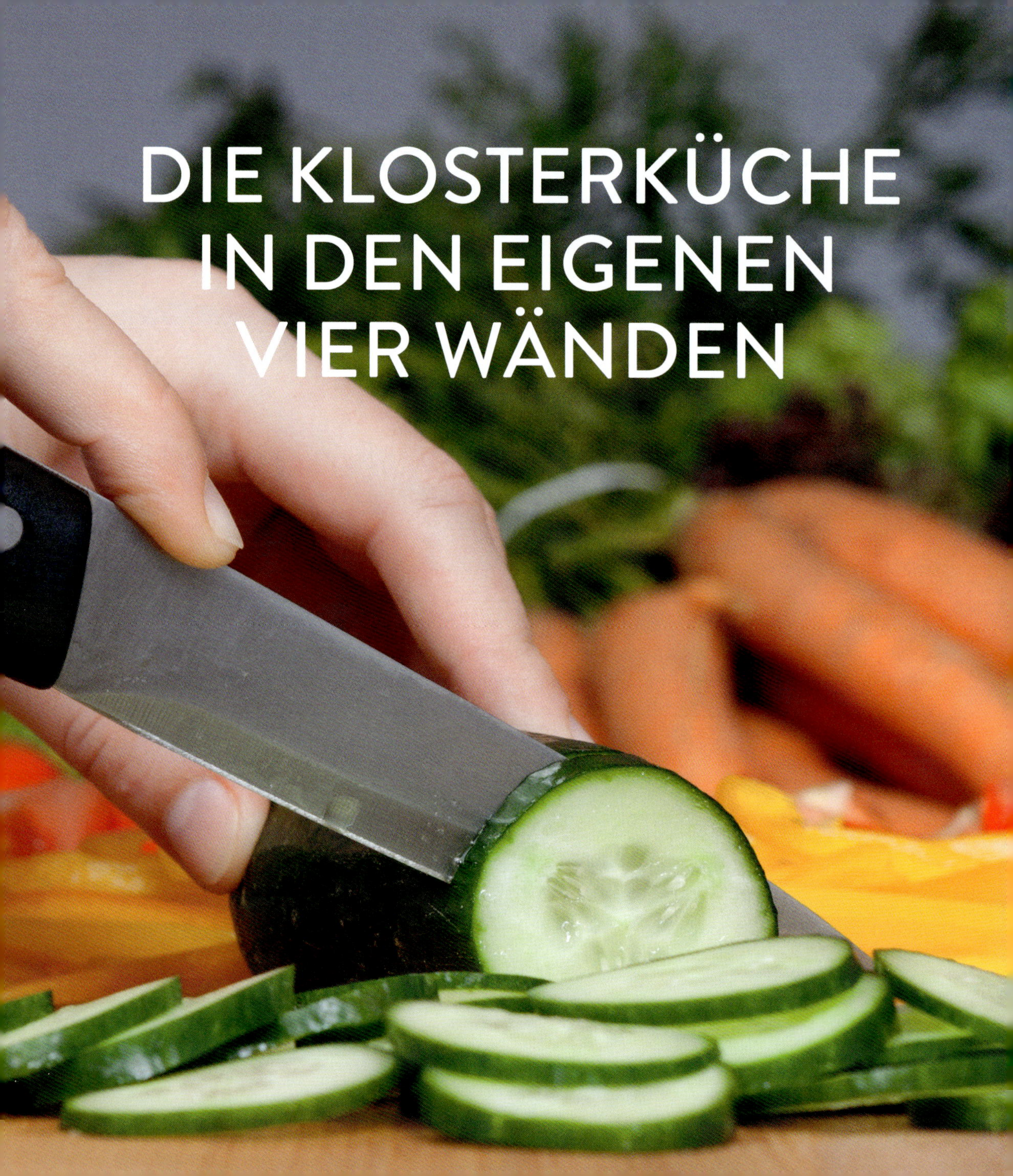

WIE MAN VON DER KLÖSTERLICHEN ERNÄHRUNG AUCH ZU HAUSE PROFITIEREN KANN

In Klöstern wurde immer auf eine ausgewogene und vielfältige Küche geachtet. Dies ist in der Regel auch heute noch so. Es gibt Konvente, die nach wie vor Landwirtschaft betreiben und ihren Speiseplan mit Produkten aus dem eigenen Anbau bestücken. Beispielhaft ist dabei unter anderem die Abtei Plankstetten im Altmühltal mit ökologischem Landbau, die dafür auch schon Auszeichnungen erhielt. So manches Kloster vermarktet seine eigenen Produkte auch im Klosterladen, beispielsweise die Erzabtei St. Ottilien oder die Abtei St. Hildegard in Rüdesheim.

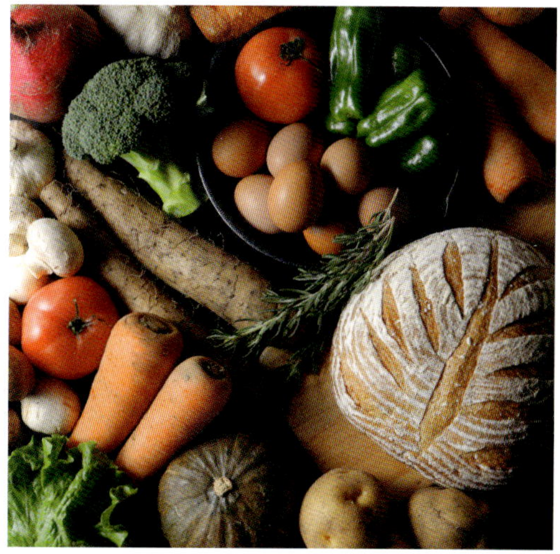

Die heutige Klosterküche, wie sie z.B. im Kloster Bernried, in dem Schwester Fidelis Happach lebte, praktiziert wird, basiert auf folgenden Säulen:

- Traditionelle Rezepte mit aktueller Note.
- Schmackhafte, aber leichte Gerichte.
- Alles im Haus zubereitet, also keine Fertigprodukte.
- Möglichst viel aus dem eigenen Garten.
- Verwendung von jahreszeitlichen Produkten aus der Region.
- Keine Konserven, allenfalls Tiefgefrorenes.

Die oben genannten Grundprinzipien für die klösterliche Küche kann man auch auf einen kleinen Haushalt übertragen. Fertiggerichte sollten auch für die private Küche tabu sein. Wir zeigen in unserer Rezeptauswahl (ab S. 66), wie man schmackhafte und gesunde Gerichte auch in kurzer Zeit zubereiten kann. Sie werden merken, wie viel Freude es macht, eigene Kreationen auf den Tisch zu stellen. Und um wie viel fitter man sich fühlt, wenn man sich gesund ernährt.

Einige Grundregeln sollte man dabei beherzigen:

- Alle Speisen sollten frisch zubereitet werden.
- Wenn Reste übrig bleiben, kann man sie am nächsten Tag in einem anderen Gericht verwerten.
- Reichen Sie zu jeder Hauptmahlzeit frisch zubereitetes Gemüse oder Salat und zur Nachspeise frisches Obst.
- Verwenden Sie möglichst Produkte aus der Region.
- Verwenden Sie die Speisen, die die Jahreszeit zu bieten hat.
- Lassen Sie beim Kochen Ihrer Fantasie freien Lauf, und probieren Sie auch ab und zu etwas Neues aus.
- Kochen Sie mindestens zweimal wöchentlich fleischlos.
- Dekorieren Sie Ihre Speisen vor dem Servieren, denn: Das Auge isst mit.

Wichtig ist es, Abwechslung auf den Tisch zu bringen. In der Küche von Schwester Fidelis wiederholte sich innerhalb von vier Wochen kein Gericht. Dieses Prinzip sollte man so weit wie möglich auch in der heimischen Küche befolgen. So besteht nie die Gefahr, dass man gewisse Speisen nicht mehr „riechen“ kann, weil man sie zu häufig gegessen hat.

Darüber hinaus spielt die Optik eine ganz wesentliche Rolle. Mit kleinen Elementen – Blüten, einem gerösteten Salbeiblatt, in Herzform geschnittenen Brotstücken, einer Eischeibe oder Kräutern – wird man Familie oder Gäste überraschen und viele Komplimente ernten.

Fleisch muss nicht täglich sein. Wir haben in unsere Rezeptsammlung viele schmackhafte vegetarische Speisen aufgenommen oder auch Fischgerichte, die leicht zuzubereiten sind.

Zu jedem Gericht gehören frische Kräuter. Auch hier sollte man experimentieren und auch Kräuter verwenden, die nicht zum Standardprogramm gehören. Viel Spaß macht es dabei, wenn man sich einen eigenen kleinen Kräutergarten anlegen kann, und sei es auch nur auf dem Balkon oder am Küchenfenster.[20]

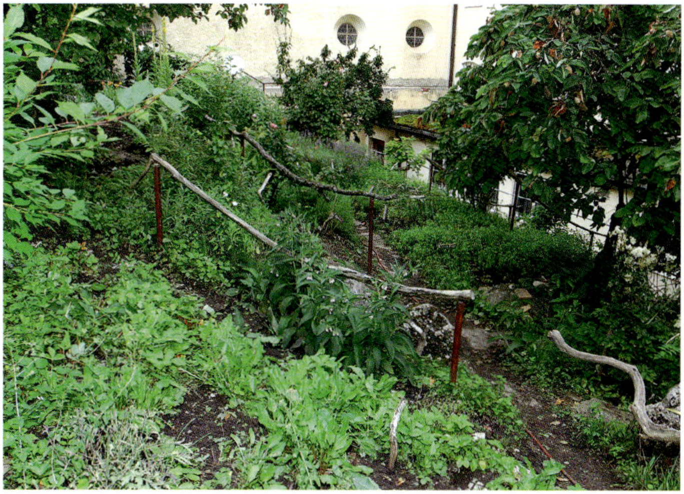

Der Kräutergarten im Innenhof des Klosters Bernried

Richten Sie sich bei der Zubereitung der Speisen nach dem, was die Jahreszeit bietet. Denn das ist in der Regel das, was Ihr Körper in dieser Periode am ehesten braucht. Stellen Sie im Sommer keine schweren Gerichte auf den Tisch, sondern viele Salate, Fisch und Obst. Hülsenfrüchte dagegen sind etwas für den Winter, auch Puddings zum Nachtisch, die innerlich schön wärmen.

Schauen Sie sich auch auf dem heimischen Markt um. Manchmal gibt es dort traditionelle Gemüse- oder Salatsorten, die in Vergessenheit geraten und damit vom Speiseplan verschwunden sind. Oft sind sie aber überraschend wohlschmeckend, beispielsweise Wirsing, Grün- oder Rosenkohl.

WIE VIEL SOLLTE MAN ESSEN?

In den Klöstern sind die Schüsseln gefüllt, aber nicht überfüllt. Maßhalten ist auch hier angesagt. Gehen Sie auch zu Hause nach diesem Prinzip vor.

So können Sie auf das rechte Maß beim Essen achten:

- Kochen Sie nicht zu große Mengen.
- Berechnen Sie die Mengen so, dass jeder satt werden kann, aber nicht übersättigt ist. Stellen Sie nicht mehr auf den Tisch, als Ihre Familie und Sie essen können.
- Wenn jemand noch Appetit verspürt, und die Schüsseln bereits leer sind, kann er noch etwas Obst zur Nachspeise essen.
- Laden Sie sich den Teller nicht randvoll.
- Nehmen Sie wenig und dafür vielleicht zweimal.
- Gehen Sie nicht nach dem Prinzip vor: Was auf den Teller kommt, wird gegessen. Lassen Sie lieber einen Rest auf dem Teller und nehmen Sie sich beim nächsten Mal weniger.
- Drängen Sie vor allem bei Kindern nicht darauf, alles aufzuessen. Die Kleinen wissen schon, wann sie satt sind.

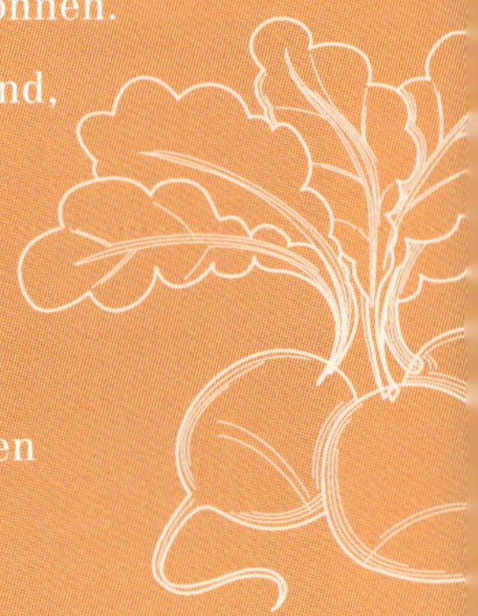

Wichtig ist es, regelmäßig dreimal täglich zu essen und möglichst immer zur gleichen Zeit. Wer regelmäßig isst, wird selten einen solchen Heißhunger verspüren, dass er das Essen in sich hineinschlingt. Lassen Sie dem Magen zwischen den Mahlzeiten genügend Zeit zur Verdauung, das heißt mindestens vier Stunden. Essen Sie vor allem nichts zwischen den Mahlzeiten. Wenn Sie Hunger verspüren sollten, trinken Sie Wasser oder einen Früchtetee. Sie sollten ohnehin zwei Liter Flüssigkeit täglich zu sich nehmen. Auch hier gilt das klösterliche Prinzip: Regelmäßig, aber mäßig.

WIE UND WO MAN ESSEN SOLLTE

In den Klöstern ist es selbstverständlich, dass alle Mitglieder des Konvents die Mahlzeiten gemeinsam einnehmen. Man versammelt sich zu den festgelegten Zeiten im Refektorium, dem Speisesaal des Klosters, und spricht gemeinsam ein Gebet, bevor man sich an den Tisch setzt. Wenn die Klostervorsteherin beziehungsweise der Klostervorsteher ein Zeichen gibt, beginnen alle mit dem Essen.

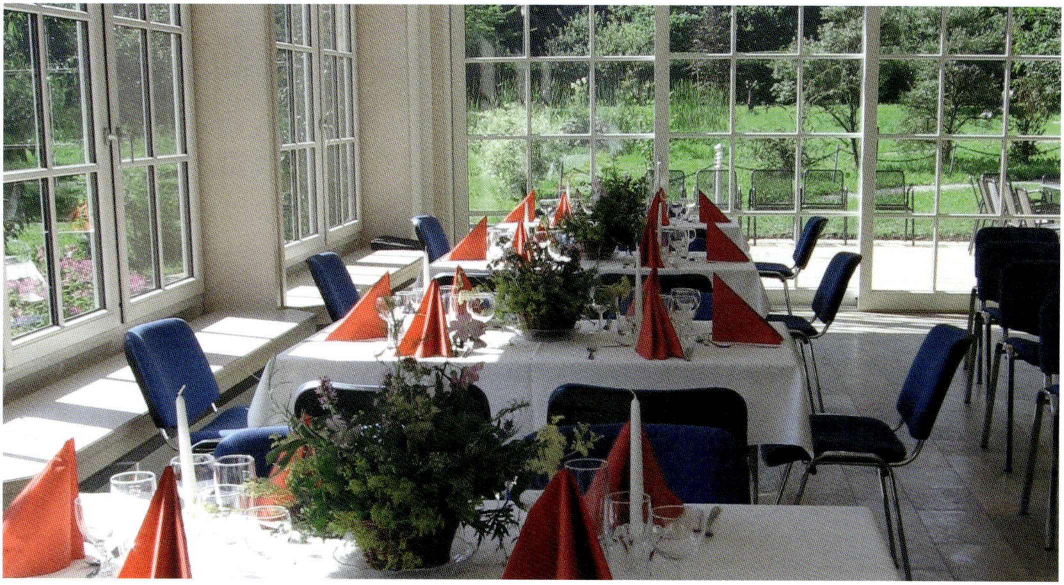

Gartensaal des Klosters Bernried

In der Regel sind in den Klöstern Tischdiener eingeteilt, die die Mitschwestern oder -brüder bei den Mahlzeiten bedienen. So wird vermieden, dass während des Essens Unruhe entsteht. Die Tischdiener sind auch verantwortlich für das Decken und Abdecken des Tischs. Sie haben darüber hinaus während der Mahlzeiten ein Auge darauf, dass jeder am Tisch genügend von den angebotenen Speisen bekommt. Die Aufgabe des Tischdieners wird im Rotationsverfahren von allen Mitgliedern des Konvents übernommen.

Die Mahlzeiten werden in den meisten Klöstern schweigend eingenommen. In größeren Klostergemeinschaften gibt es Tischleser, die während der Tischzeiten aus spirituellen Werken oder aktueller Literatur vorlesen. In kleineren Konventen hört man während des Essens auch klassische Musik.

Viele dieser klösterlichen Regeln kann man auch für unser Verhalten bei Tisch adaptieren.

- Nehmen Sie zu Hause die Mahlzeiten gemeinsam ein. Falls das nicht immer möglich sein sollte, sorgen Sie dafür, dass wenigstens bei einer täglichen Mahlzeit die ganze Familie um den Tisch versammelt ist.
- Legen Sie den Beginn der Mahlzeiten genau fest, so dass jeder weiß, wann er zu Hause sein muss.
- Organisieren Sie eine Art Tischdienst: So ist im festgelegten Turnus jedes Familienmitglied verantwortlich für das Auf- und Abdecken des Tischs und das Servieren während des Essens.
- Sorgen Sie dafür, dass Sie während des Essens nicht abgelenkt werden. Dies bedeutet also auch: Fernseher und Radio ausschalten.
- Nehmen Sie sich genügend Zeit zum Essen, so besteht keine Gefahr, dass Sie die Speisen in sich hineinschlingen müssen.
- Sehen Sie die gemeinsamen Mahlzeiten auch als Kommunikationsforum. Während Sie um einen Tisch versammelt sind, können Sie sich austauschen und von Ihren Tageserlebnissen erzählen.

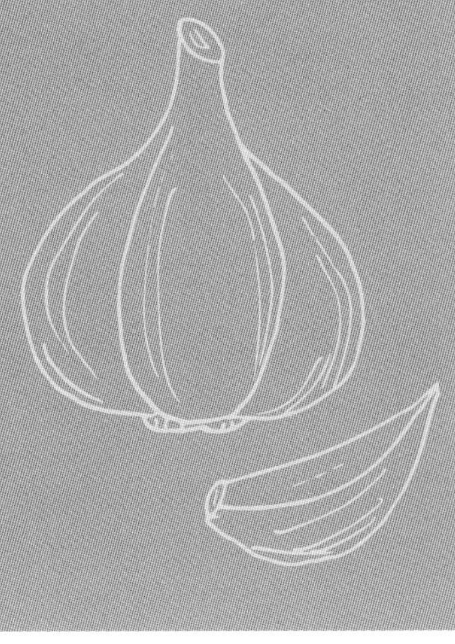

AUCH DIE OPTIK IST WICHTIG: DIE TISCHKULTUR

In den Klöstern wird darauf geachtet, dass die Tische schlicht, aber mit Liebe gedeckt sind. Dazu gehören die entsprechende Tischwäsche, also Tischdecken oder Sets aus Stoff, einheitliches Geschirr und Gläser, Servietten und frische Blumen.

Auch der Tisch zu Hause lässt sich mit einfachen Mitteln hübsch gestalten. Sie werden sehen, dass Sie mit einem schön gedeckten Tisch nicht nur Gäste erfreuen, sondern auch Ihre eigene Familie überraschen können. Das Essen schmeckt dann doppelt gut.

- Verwenden Sie auch zu Hause Tischdecken. Wenn Sie Bedenken haben, jeden Tag ein frisches Tischtuch auflegen zu müssen, legen Sie noch farbige Sets darauf, die zur Tischdecke passen.
- Achten Sie darauf, dass Geschirr, Tischwäsche und Gläser optisch harmonieren.
- Verwenden Sie Servietten. Mit Serviettenringe gekennzeichnet, weiß jedes Familienmitglied gleich, welche Serviette ihm gehört.
- An besonderen Tagen können Sie bunte Servietten falten und den Tisch damit dekorieren.
- Setzen Sie zumindest hin und wieder Dekorationselemente ein, beispielsweise Blumen, Blütenblätter, Glasperlen oder Kräuterzweige.
- Bei besonderen Anlässen verschönern auch Kerzen den Tisch.

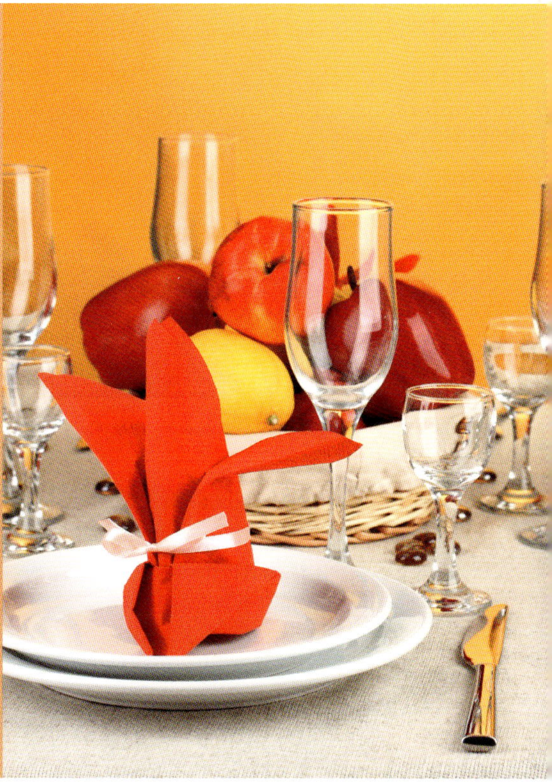

KRANKHEITEN VORBEUGEN DURCH GESUNDE ERNÄHRUNG

Schwester Fidelis legte – wie viele Ordensleute – Wert auf eine gesunde Ernährung. Das heißt täglich Vitamine in Form von Zitrusfrüchten, Salaten und Gemüse. Und sie verwendete zu allen Gerichten Kräuter. Nach ihrer Erfahrung speichert der Körper deren Wirkstoffe und setzt sie bei Bedarf frei. Dass sie mit diesem Konzept Recht hatte, belegt die große Anzahl von Mitschwestern fortgeschrittenen Alters im Kloster Bernried, die noch erstaunlich rüstig sind.

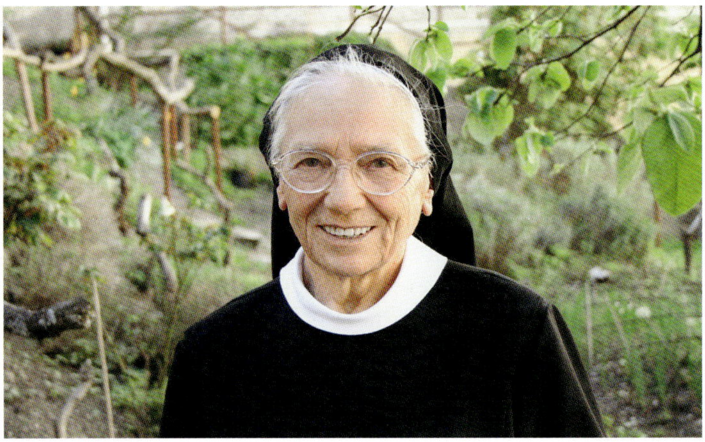

Schwester Fidelis Happach

Ein weiteres Muss war für sie eine ausgewogene Bewegung. Auch wenn man nicht, wie Schwester Fidelis, viele Stunden des Tages im Kräutergarten verbringen kann, sollte man darauf achten, sich täglich wenigstens einmal an der frischen Luft zu bewegen. Man kann sich beispielsweise eine halbe Stunde am Abend dafür reservieren. Wichtig ist dies vor allem für die Menschen, die sitzenden Tätigkeiten nachgehen.

Zudem sollten wir lernen, auf den Körper zu hören. Er gibt Signale, wenn ihm etwas nicht zuträglich ist. Speisen, auf die der Körper mit Abwehr reagiert, sollte man meiden.

Dies gilt speziell im Krankheitsfall. Deshalb sollte man Kranke immer danach fragen, auf welches Essen sie Lust haben.

Als Grundregel gilt in jedem Fall – ob krank oder nicht –, nichts in sich hineinzustopfen.

FÜR GUTEN SCHLAF

Da Ordensleute immer sehr früh aufstehen müssen, ist für sie ein guter Schlaf besonders wichtig.

Schon Hildegard von Bingen widmete sich diesem Thema: „Kann jemand wegen irgendeiner Widerwärtigkeit im Sommer nicht schlafen, so nehme er Fenchel und zweimal so viel Schafgarbenkraut und koche dies mäßig im Wasser. Darauf drücke man aus den Kräutern das Wasser heraus, lege sie warm auf Schläfe, Stirne und den Kopf und binde ein Tuch darauf... Ist es aber Winterszeit, dann nehme man Fenchelsamen und eine Schafgarbenwurzel; koche dies im Wasser und lege es wie oben gesagt auf Schläfen und Kopf.“ [21] Schwester Fidelis hat ihre eigenen Rezepturen.

Für guten Schlaf empfiehlt Schwester Fidelis:

- Am Abend einen Zitronenmelissentee trinken oder
- einen Johanniskrauttee.
- Ein Schuss Rotwein im Tee fördert die Müdigkeit.

Auch andere Ordensleute haben Tipps, wie man leichter ein- und durchschläft, beispielsweise die Dominikanerin Schwester Josefa aus dem Kloster Koblenz-Arenberg: Neben Tees aus Baldrianwurzel, Hopfen oder Melisse empfiehlt sie auch die Behandlung mit kaltem Wasser:

Wasseranwendungen

Entweder den ganzen Körper oder nur die Beine oder Füße kalt abduschen oder abwaschen. Danach nicht abtrocknen, sondern gleich ins Bett legen. Ein Frotteetuch beispielsweise kann die Unterlage vor Nässe schützen. Auch Wassertreten in kaltem Wasser ist geeignet.

Schwester Leandra aus dem Kloster Oberzell bei Würzburg hat folgende Tipps:

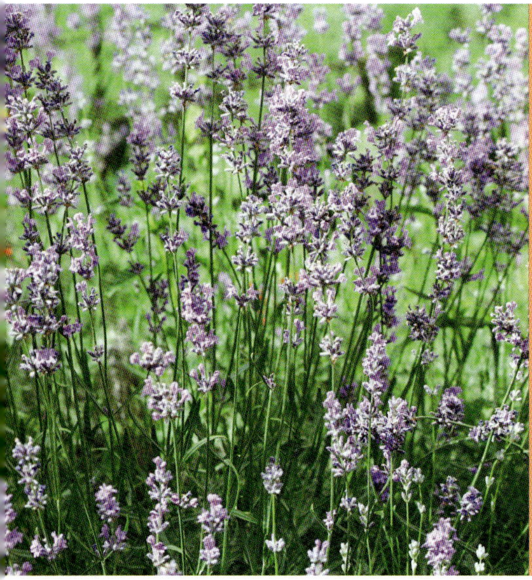

Aus ihrem Kräutergarten verwendet Schwester Leandra bei Schlafproblemen vor allem Lavendel und Zitronenmelisse:

Die Lavendelknospen werden abgezupft und in ein Stoffsäckchen gefüllt, das man in den Schlafraum legt. Der Lavendelduft wirkt sehr beruhigend.

Ebenso wie ein Tee aus frischen oder getrockneten Melissenblättern:

2 gehäufte Teelöffel mit 1 Tasse heißem Wasser übergießen, 5 Minuten ziehen lassen und abseihen. Über den Tag verteilt sollten mehrere Tassen getrunken werden.

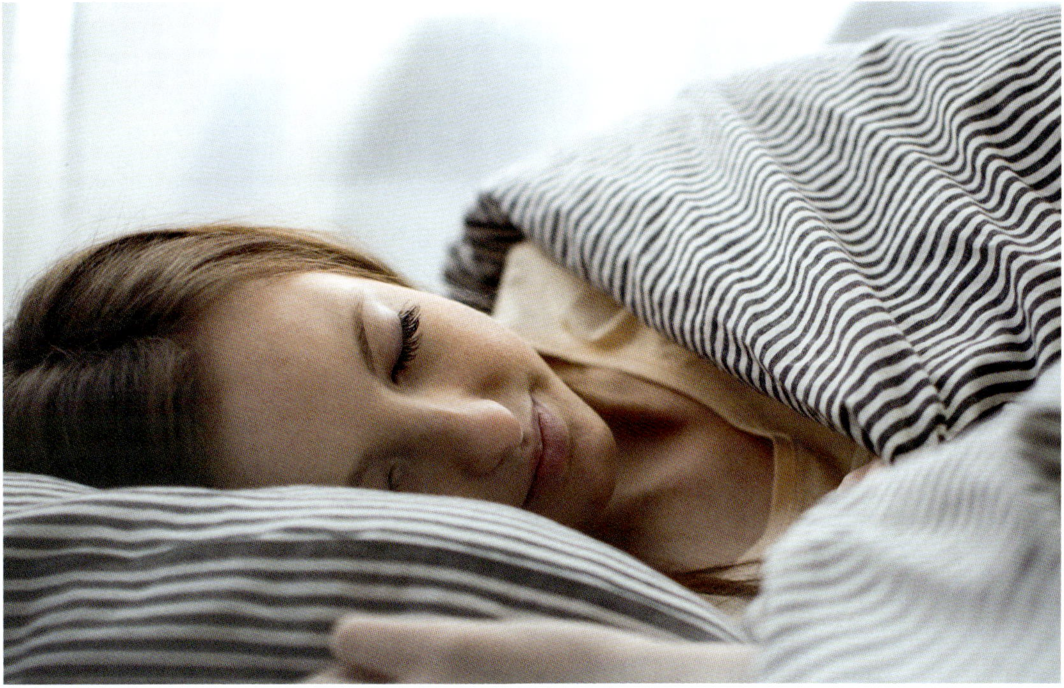

Schwester Fidelis hatte noch ein sehr persönliches Rezept, das sicher nicht bei jeder Person wirkt. Sie aß ein kleines Stückchen Schokolade, das half ihr bei Einschlafschwierigkeiten.

Wie man sieht, greifen die Ordensleute auf sehr individuelle Mittel zurück. Oft sind es die einfachen Dinge, die nach einer Weile sehr viel wirkungsvoller als medikamentöse Therapien sind.

DER IDEALE SPEISEPLAN

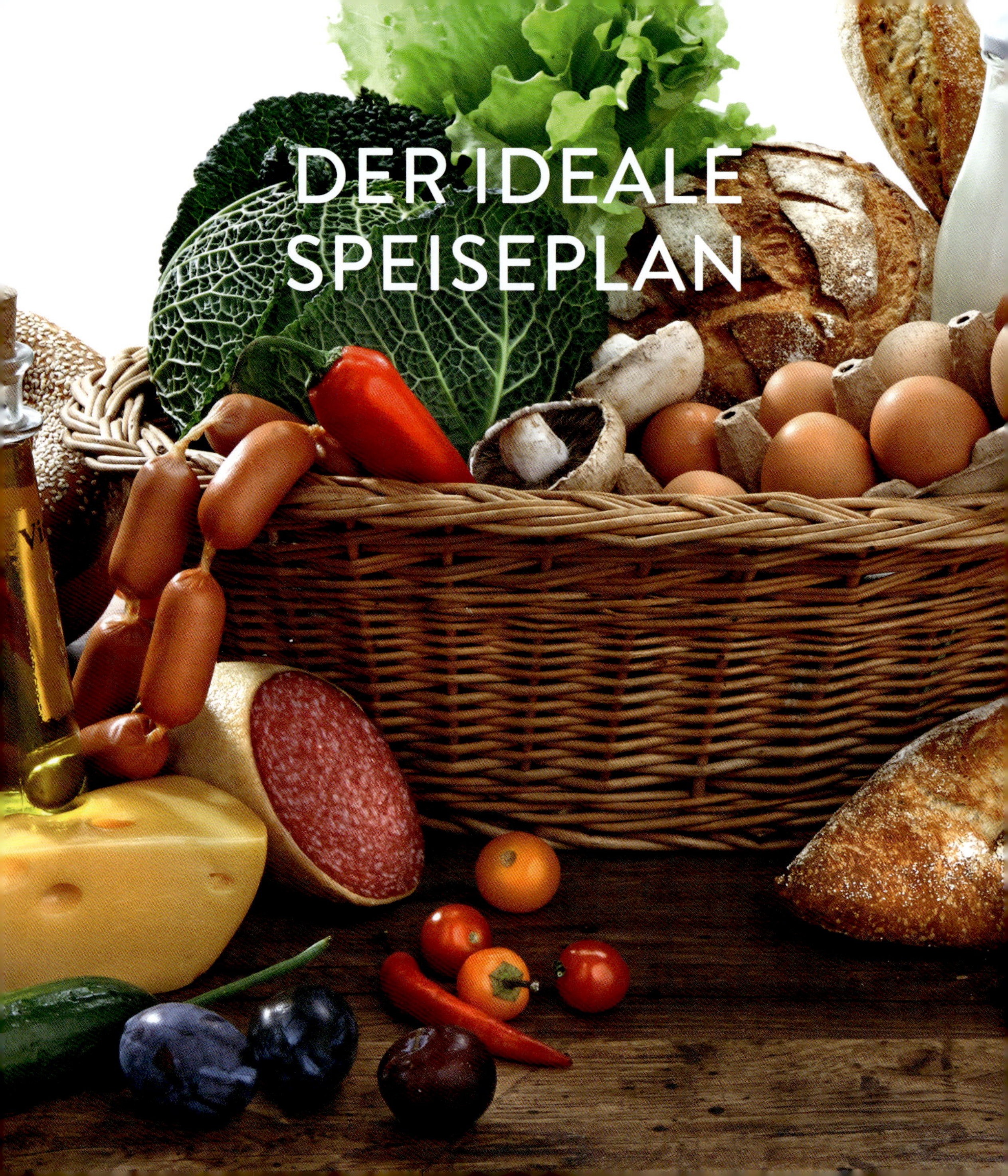

Die Benediktinerin Schwester Fidelis Happach unterrichtete 23 Jahre lang Ernährungslehre und Kochen, bevor sie dann für rund 20 Jahre die Leitung der Küche in ihrem Kloster Bernried am Starnberger See übernahm. Sie war damit verantwortlich für die Ernährung ihrer Mitschwestern, der Angestellten und der – inklusive der Tagesgruppen – manchmal bis zu 120 Gäste des Klosters.

Ausgewogenheit ist auch heute noch – wie seit Jahrhunderten – das Prinzip der Klosterküche, und für die Gäste des Klosters ist das Beste gerade gut genug.

Aus dem reichen Erfahrungsschatz von Schwester Fidelis kann man auch für den privaten Haushalt profitieren. Denn Ausgewogenheit, Abwechslungsreichtum und Kreativität sollten nicht nur praktiziert werden, wenn mehr als 100 Personen bekocht werden sollen, sondern genauso, wenn nur zwei Personen da sind oder eine vierköpfige Familie am Tisch sitzt.

DIE GRUNDBESTANDTEILE DER KÜCHE

WAS MAN IMMER ZU HAUSE HABEN SOLLTE

Es gibt eine Reihe von Lebensmitteln, die Schwester Fidelis in ihrer Klosterküche als Basis für ihre Rezepte immer wieder verwendete. Diese Grundelemente sollten auch in der privaten Küche vorhanden sein. Mit diesen wenigen Bestandteilen kann man zudem – wenn nötig – auf die Schnelle ein Gericht zusammenstellen, ohne vorher groß planen und einkaufen zu müssen. In jedem Fall hat man aber Lebensmittel und Gewürze im Haus, die für die meisten Speisen Verwendung finden können. Folgende Basisbestandteile sollte man möglichst immer zur Hand haben:

ZUM WÜRZEN

- Salz
- Pfeffer
- Zucker oder Honig
- Balsamicoessig
- Gekörnte Gemüsebrühe

ZUM BACKEN, BRATEN UND KOCHEN

- Gutes Öl, bevorzugt Sonnenblumenöl
- Kalt gepresstes Olivenöl
- Butter
- Eier
- Mehl

ZUR VERFEINERUNG VON SPEISEN

- Nüsse, Sorte nach persönlichem Geschmack
- Zitronen
- Knoblauch
- Zwiebeln
- Äpfel
- Hartkäse, den man auch reiben kann

ALS BEILAGEN ZU GERICHTEN

- Eine kleine Auswahl an Teigwaren
- Kartoffeln
- Reis

DIE BEDEUTUNG VON KRÄUTERN IN DER KÜCHE

Kräuter wurden wegen ihrer geschmacklichen Verfeinerung von Speisen und ihrer Heilwirkung seit jeher in der Klosterküche verwendet. Der St. Galler Klosterplan von 820, auf dem die ideale Klosteranlage detailliert zu Papier gebracht wurde, weist ausdrücklich einen Kräutergarten – den Herbularius – aus, der zu jedem Klostergarten gehörte.

Welche Bedeutung Kräuter in den Klöstern hatten, belegt auch die Aussage Hildegards von Bingen: „Die beste Heilstätte der Welt, nebst Licht, Luft, Wasser und Erde, ist eine mit Verständnis, Sorgfalt und Liebe geführte Küche." Die Malaisen ihrer Mitmenschen kurierte die Benediktinerin mit Kräutern. In Form von Wickeln beispielsweise, als Kräuterkissen, aber ganz wesentlich auch als Zugabe zu den Speisen. Erstaunlichen Erfolg hatte sie dabei und probierte immer neue Kräutermischungen aus. Sie stellte fest, dass Kräuter oft Angenehmes mit dem Nützlichen verbinden:

Beifuß zum Beispiel verfeinert Suppen, Fleisch und Gemüse, ist aber gleichzeitig auch hilfreich bei Verdauungsstörungen. Nelken geben nicht nur Süßspeisen den gewissen geschmacklichen Pfiff, sondern helfen in konzentrierter Form auch gegen Kopfschmerzen. Schwarzkümmel peppt das Sauerkraut auf, regt aber gleichzeitig auch den Stoffwechsel an. Auch für Schwester Fidelis, die rund 60 Jahre für den Kräutergarten im Kloster Bernried am Starnberger See verantwortlich war, war eine Küche ohne Kräuter nicht denkbar.

Die Kräuter sind wichtig wegen der Aromastoffe. Sie geben einem Gericht erst den ganz speziellen „Kick“. Frische Kräuter enthalten zudem wichtige Vitamine, die dem Körper neue Energien geben, deshalb sollte man nach Möglichkeit auch immer frische Kräuter im Haus haben.

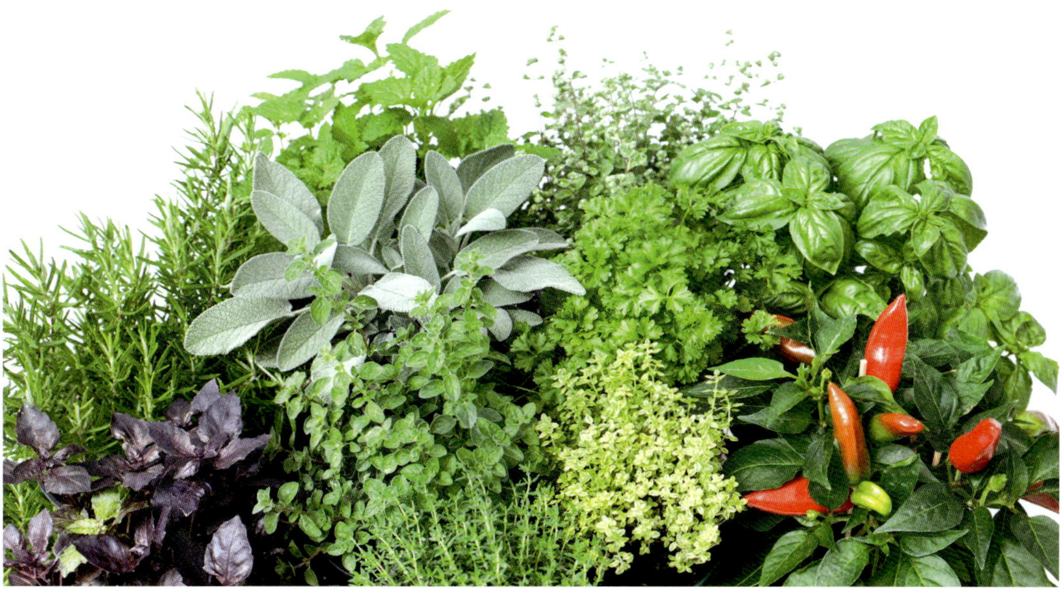

Kräuter sollte man rund ums Jahr einsetzen, dann können sich ihre Heilkräfte voll entfalten, und der Körper kann Abwehrkräfte aufbauen. Nach der Erfahrung von Schwester Fidelis und ihren Mitschwestern „speichert" der Körper diese heilwirkenden Substanzen und setzt sie dann ein, wenn er sie benötigt.

Kräuter regen zudem die Experimentierfreudigkeit und Kreativität beim Zubereiten von Speisen an. Schwester Fidelis nahm den Geruch von Kräutern ganz genau auf und überlegte sich, wo und wie sie sie einsetzen konnte. „Ausschnuppern" nannte sie dies. Die Kräuter sollen ausgewogen und ausgesucht eingesetzt werden. Nicht die Menge an Kräutern macht den Geschmack einer Speise aus, sondern die ganz spezielle Selektion. Bei den diversen Fleischsorten beispielsweise überlegte Schwester Fidelis, wo das entsprechende Tier weidet und setzte bei der Zubereitung Kräuter ein, die sich auch auf dem Weidegrund finden lassen. Diese hat das Tier beim Fressen ohnehin in der Körper aufgenommen. Dies macht sich sehr positiv vor allem bei Wild, Schaf oder Lamm bemerkbar.

Kräuter machen die Speisen außerdem – bei richtiger Anwendung – leichter verdaulich, beispielsweise der Kümmel im Weißkraut oder das Bohnenkraut im Bohnen- oder auch Krautgericht.

Nach Möglichkeit sollten die Kräuter frisch verwendet werden. Die mit * gekennzeichneten Kräuter kann man, wenn nicht anders machbar, auch in getrockneter Form einsetzen. Die restliche Auswahl lässt sich nicht trocknen oder zufriedenstellend in anderer Form konservieren, da sie dann Aroma, Geschmack und Farbe verliert.

FOLGENDE KRÄUTER SOLLTE IN DER KÜCHE NICHT FEHLEN

Basilikum
Bohnenkraut
Dill
Estragon
Majoran*
Petersilie
Pfefferminze*
Pimpinelle
Oregano*
Rosmarin*
Salbei*
Sauerampfer
Schnittlauch
Thymian*
Zitronenmelisse

WISSENSWERTES ZU ERNTE, VERARBEITUNG UND KONSERVIERUNG VON KRÄUTERN

KRÄUTER SAMMELN

Kräuter sollen nur an Stellen geerntet werden, bei denen man sicher sein kann, dass sie sauber und nicht mit chemischen Mitteln behandelt sind. Daher empfiehlt es sich nicht, Kräuter vom Straßenrand, vom Bahndamm oder von Wiesen zu pflücken, die man nicht kennt. Am besten erkundigt man sich diesbezüglich, bevor man mit dem Sammeln beginnt.

- Pflanzen sollten nur geerntet werden, wenn sie trocken sind. Dies geschieht am besten an einem sonnigen Tag zur Mittagszeit, wenn die Sonne den Tau getrocknet hat. In keinem Fall bei feuchtem Wetter sammeln, auch nicht bei Nebel, da sonst Schimmelgefahr besteht.
- Darauf achten, gesunde, unbeschädigte und saubere Pflanzen zu pflücken.
- Blüten und Blätter mit den Händen pflücken, härtere Bestandteile – wie Zweige – mit dem Messer abschneiden.
- Beim Pflücken oberirdischer Teile muss man darauf achten, dass man die Pflanze behutsam herausnimmt, ohne die Wurzel zu beschädigen. Pflanze nicht zu knapp oberhalb des Bodens abschneiden.
- Beim Sammeln von Wurzeln ringsum die Erde mit Spaten oder sonstigem Gerät lockern, Erde beseitigen, die Knolle oder Wurzel behutsam freilegen und herausnehmen. Danach das Loch wieder mit Erde zuschaufeln. Nicht mit Gewalt herausreißen.
- Nur an solchen Stellen sammeln, an denen genügend Pflanzen vorhanden sind.
- Ausreichend Blüten und Samenstände stehen lassen, damit die Pflanze sich weiterhin verbreiten kann.
- Blätter sollten vor der Blüte gesammelt werden; Blüten sammeln, sobald sie aufge-

blüht sind; Stängel schneiden, bevor die Blüte ganz aufgeht, und Wurzeln in der Regel im Herbst sammeln.

- Nur dann sammeln, wenn man sicher sein kann, dass es sich um die gewünschte Pflanze handelt. Vorsicht vor giftigen Pflanzen! Gegebenenfalls ein Bestimmungsbuch mitnehmen und einen Fachmann zu Rate ziehen.
- Nie mehr Pflanzen sammeln, als man wirklich benötigt.
- Gesammeltes Gut in Körbe legen, eventuell noch in eine Baumwolltasche, aber nicht in Plastiktüten oder -behälter, da sie dort zu warm werden und dann schimmeln oder faulen.
- Oberirdische Pflanzenteile werden nicht gewaschen, weil sie schwierig zu trocknen sind und mit feuchten Stellen leicht schimmeln. Deshalb ist es so wichtig, dass der Standort, an dem man Pflanzen pflückt, nicht schadstoffbelastet ist.

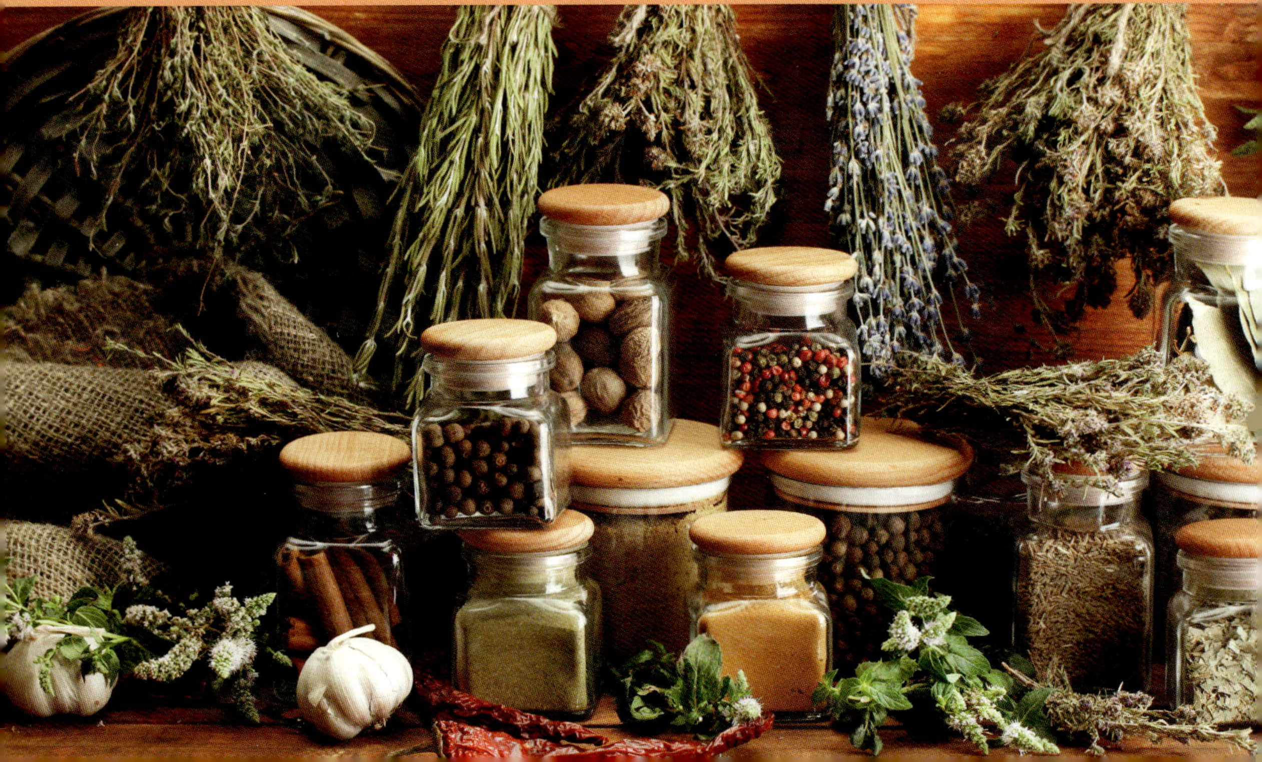

- Wurzeln nach dem Ausgraben gründlich mit Wasser reinigen, beschädigte Stellen mit dem Messer ausschaben.
- Keine geschützten Arten sammeln, sich deshalb vorher nach den regionalen gesetzlichen Bestimmungen erkundigen.

KRÄUTER TROCKNEN

Alle Bestandteile der Kräuter müssen rasch verarbeitet werden, da sie sonst verwelken oder verschimmeln und dann nicht mehr brauchbar sind. Die Trocknung sollte nur durch die Luft erfolgen, nicht durch direkte Sonnenbestrahlung.

- Wurzeln vor dem Trocknen mit dem Messer oder einer Raffel zerkleinern und dann im Backofen bei 40 Grad trocknen, bis sich die Wurzelstückchen zwischen den Fingern zerreiben lassen. Während des Trockenvorgangs im Ofen die Tür ein wenig offen lassen (beispielsweise Geschirrtuch dazwischen klemmen), damit die Feuchtigkeit abziehen kann.
- Blätter, Stängel, Blüten an einem warmen, dunklen, luftigen Platz trocknen:
    - Dazu auf einem Schrank ein Leinentuch ausbreiten, die Kräuter so darauf legen, dass sie nicht übereinandergeschichtet sind, und nochmals mit einem Leinentuch abdecken, wenn der Platz nicht dunkel ist.
    - Alternativ Kräuter zu kleinen Sträußen zusammenbinden und in einem verschließbaren Schrank mit den Blütenköpfen nach unten aufhängen. Die Luft im Schrank muss allerdings zirkulieren können, damit kein Schimmel entsteht. Eventuell die Tür einen Spalt breit offen lassen.

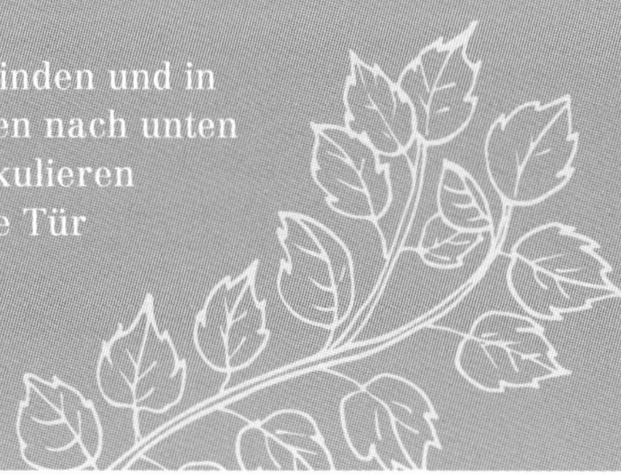

- Wer einen Speicher hat, kann dort auf einem Regal Leinentücher ausbreiten und die Kräuter darauf trocknen. Wenn der Speicher dunkel ist, muss man die Kräuter nicht abdecken, ansonsten Leinentuch zur Abdunkelung darauflegen oder Speicherfenster verdunkeln.
- Blüten oder große Blätter so ausbreiten, dass sie nicht übereinanderliegen und somit die Luft noch zirkulieren kann.
- Wenn sich Schimmel bildet, ist eine zu hohe Luftfeuchtigkeit entstanden. Die Kräuter können dann nicht verwendet werden.
- Die Länge der Trockenzeit ist bei den einzelnen Kräutern sehr unterschiedlich. Der Trockenzustand ist dann erreicht, wenn die Kräuter zwischen den Fingern zerbröseln.
- Nach Abschluss des Trockenvorgangs Kräuter in kleine Baumwollsäckchen abfüllen und einen Tag ins Gefrierfach legen. So verhindert man Mottenbildung.
- Dann die Kräuter in Gläser füllen, die man mit Kräuternamen und Sammeldatum versieht.

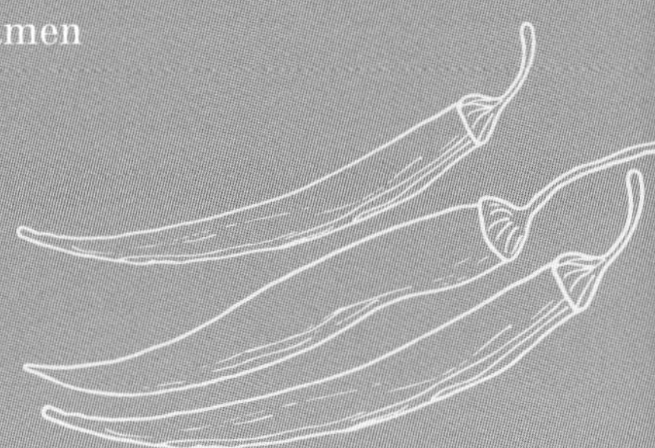

KRÄUTER FERMENTIEREN

Himbeer-, Erdbeer- und Brombeerblätter sind Gewächse unserer Breitengrade, die man fermentieren kann. Fermentierung bedeutet Aufschließen und Oxydieren von Blättern, ein Vorgang, bei dem Inhaltsstoffe zusammenkommen, die sonst voneinander getrennt sind. Die Duftstoffe der Blätter werden durch diesen Vorgang intensiviert. Nach der Fermentierung sind die Blätter zur Teezubereitung verwendbar.

- Gepflückte Blätter auf einem Leinentuch ausbreiten, an einer dunklen Stelle lagern und welken lassen.
- Die welken Blätter mit Wasser aus einer Sprühflasche (Bügelflasche) befeuchten, dann das Leinentuch mit den Blättern fest einrollen und drei bis vier Tage liegen lassen. Innen entsteht Wärme, die den Oxidationsprozess in Gang setzt. Die Blätter werden schwarz.
- Leinentuch aufrollen, die Blätter ausbreiten und trocknen lassen.
- Danach in kleine Baumwollsäckchen abfüllen und als Tee verwenden.

KRÄUTER EINFRIEREN

Grundsätzlich kann man alle Kräuter auch einfrieren. So hat man rund ums Jahr sozusagen frische Kräuter zur Hand. Allerdings können die eingefrorenen Kräuter ihre Farbe verlieren und nachdunkeln. Zum Einfrieren werden die oberirdischen Teile nach dem Ernten zerkleinert und portionsweise in kleine Plastikboxen verteilt. Die Kräuter möglichst nicht länger als maximal ein Jahr im Gefrierfach lassen.

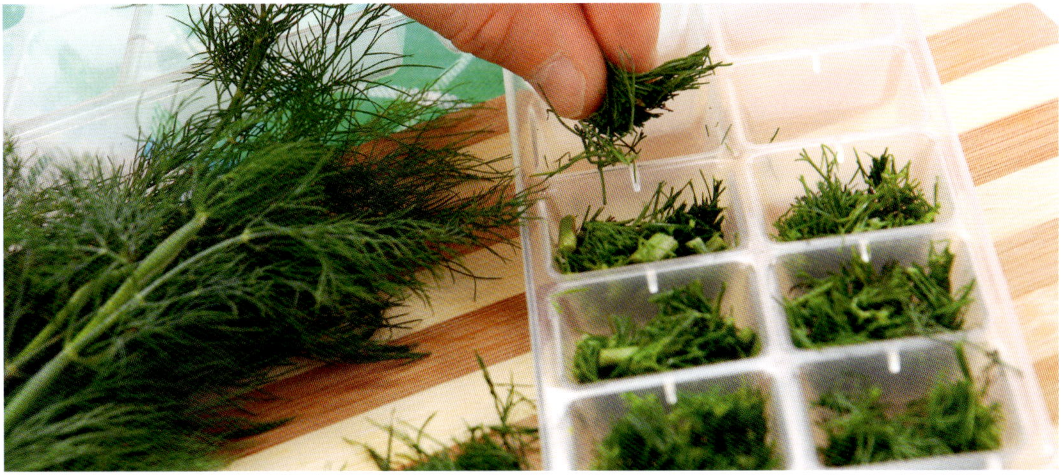

KRÄUTER AUFBEWAHREN

Kräuter zur Aufbewahrung in dunkle, verschließbare Gläser oder Dosen abfüllen.

- Gläser oder Dosen fest verschließen, da die Kräuter sonst leicht schimmeln und dann nicht mehr verwendbar sind.
- Nicht in Plastikgefäßen oder -tüten aufbewahren.
- Gegebenenfalls können auch kleine, blickdichte Papiertüten oder Baumwollsäckchen verwendet werden.
- Gefäße mit Kräuternamen und Sammeldatum versehen.
- An einen trockenen, dunklen Ort stellen.
- Erfahrungsgemäß sind Kräuter maximal zwei Jahre haltbar.

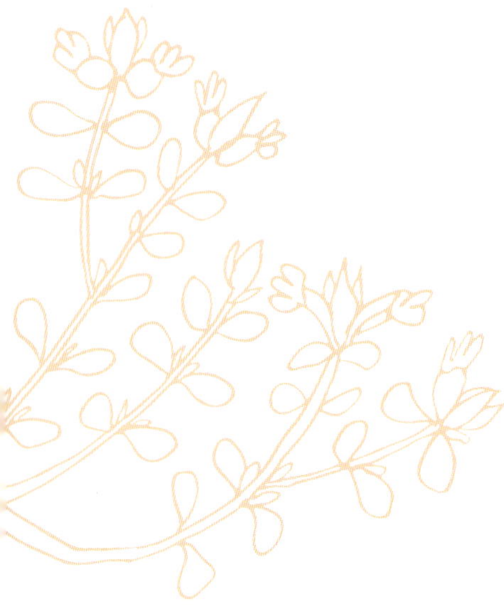

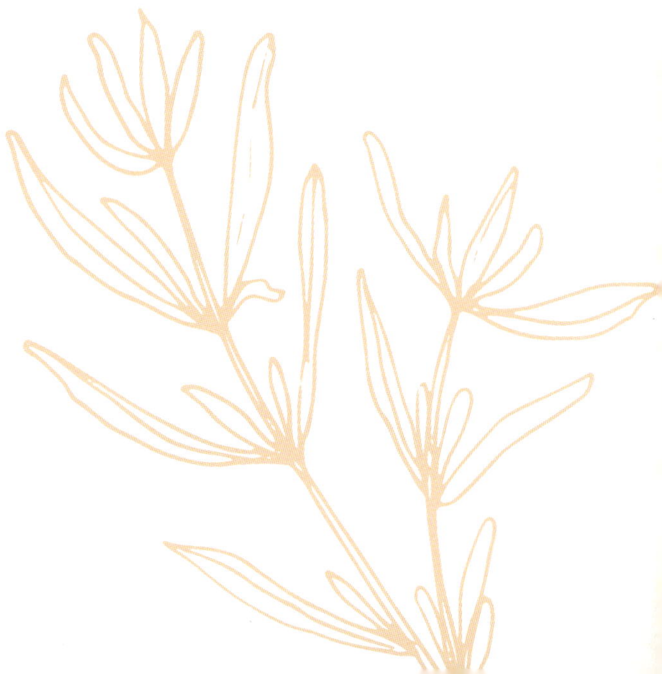

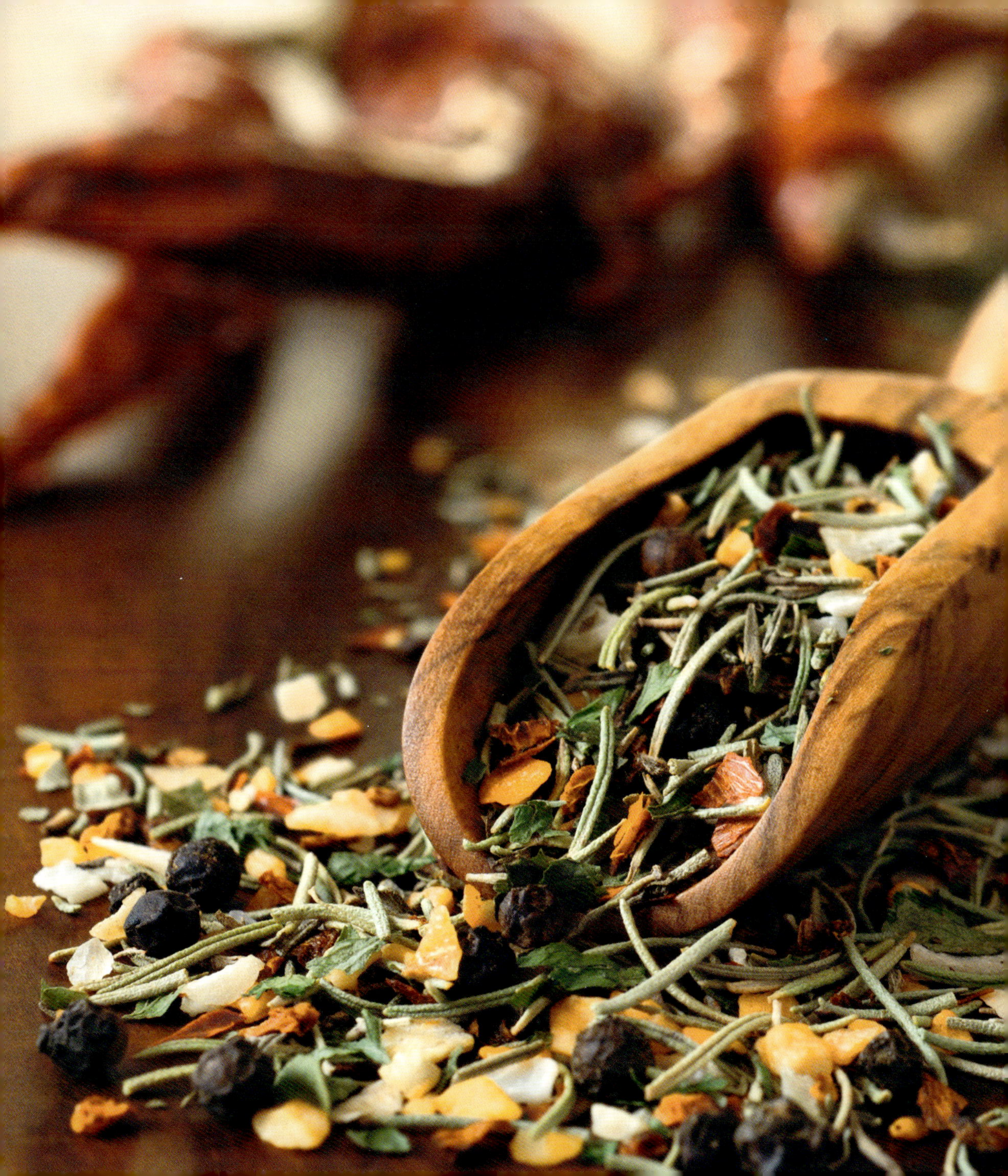

REZEPTE AUS DER KLOSTERKÜCHE

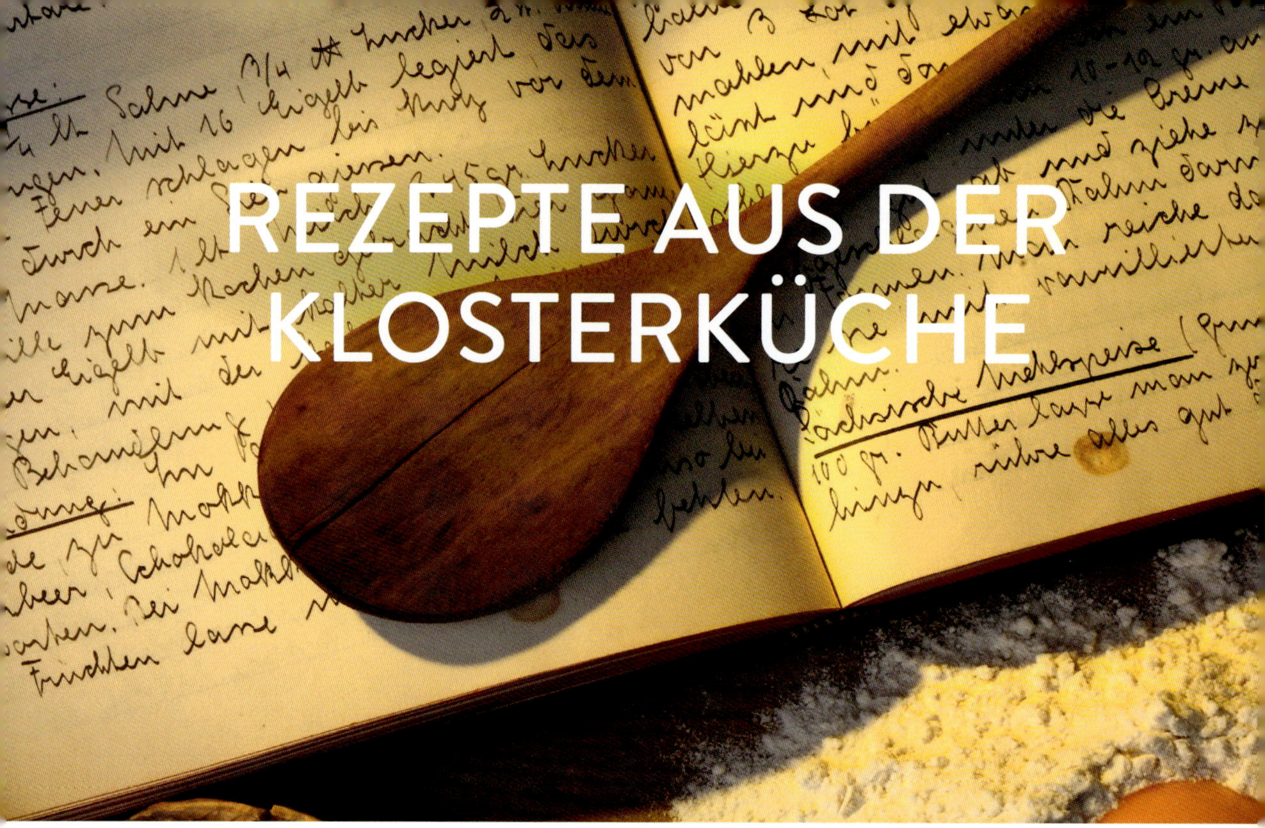

Die hier beschriebenen Rezepte stammen alle aus dem Fundus von Schwester Fidelis Happach und basieren auf ihrer jahrzehntelangen Erfahrung aus dem Unterrichten von Ernährungslehre und der Leitung der Klosterküche. Sie werden hier erstmals veröffentlicht.

- Die **Mengen** sind jeweils für vier Personen berechnet. Die Zeitangaben bei der Zubereitung im Backofen beziehen sich immer auf einen bereits vorgeheizten Backofen.
- Die **Kombinationen der Menüs** sind Vorschläge von unserer Seite und können selbstverständlich je nach Gusto variiert werden. Es bietet sich beispielsweise auch an, die vegetarischen Hauptmahlzeiten als Beilagen zu den Fleisch- oder Fischgerichten zu servieren. In diesen Fällen sollten die Mengenangaben jeweils um die Hälfte reduziert werden.

- Die **Auswahl und Zusammenstellung der Rezepte** erfolgte unter dem Gesichtspunkt der Vollwertigkeit. Wir haben angestrebt, den täglichen Bedarf an Eiweiß, Fett und Kohlehydraten damit zu decken.
- Zu allen Mahlzeiten sollte man zusätzlich **Obst** zum Nachtisch oder **Fruchtsaft** zum Hauptgang reichen, damit der Körper täglich den notwendigen Bedarf an Vitaminen erhält.
- Zu allen Hauptmahlzeiten sollte auch **Salat der Jahreszeit** angeboten werden. Wir haben dafür bei unserer Rezeptzusammenstellung vielfältige Vorschläge gemacht. Natürlich sind aber auch der eigenen Fantasie im Hinblick auf Salatkreationen keine Grenzen gesteckt.
- Zu jeder Mahlzeit gehören nach alter Klostertradition auch **Kräuter**. Wir haben dies bei unseren Rezepten berücksichtigt. Wer die dort angegebenen Kräuter nicht auf dem heimischen Markt findet, kann nach persönlichem Gusto auch andere verwenden. Auch hier gilt: Probieren Sie und experimentieren Sie mit Kräutern. Es ergeben sich dabei überraschende Zusammenstellungen. Nach Möglichkeit sollten Sie frische Kräuter verwenden.
- Es war uns wichtig, in diesen Speiseplan **traditionelle Gerichte** aufzunehmen, aber **mit besonderer Zubereitungsart**.
- Darüber hinaus haben wir darauf geachtet, dass unsere Rezepte nicht zu zeitaufwändig und einfach nachzukochen sind.
- Wir haben die **Einteilung der Gerichte nach Jahreszeiten** gewählt, um zu zeigen, wie sinnvoll man den Speiseplan erstellen kann, wenn man auf Produkte zurückgreift, die in der entsprechenden Jahreszeit in unserer Region auf dem Markt sind. Damit möchten wir gleichzeitig deutlich machen, dass es nicht notwendig ist, ausländische Produkte zu verwenden, um schmackhafte und der jeweiligen Jahreszeit angemessene Speisen zu kochen.
- Diese Rezepte zeigen beispielhaft, dass es möglich ist: Eine regional ausgerichtete Küche mit jahreszeitlichen Produkten abwechslungsreich zu gestalten.

SAUERAMPFERSUPPE

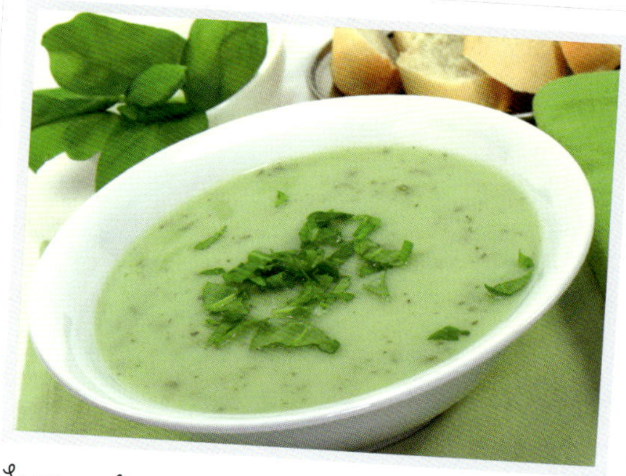

Sauerampfersuppe

Zutaten:

2 EL fein gehackte Zwiebeln,
1 EL Butterschmalz oder Öl,
50 g Mehl,
1 Liter Fleisch- oder Gemüsebrühe,
2 gehäufte Suppenteller klein gehackter Sauerampferblätter,
2 Bärlauchblätter,
2 Gierschblätter,
Salz nach Geschmack

Zubereitung:

Die Zwiebeln in Fett glasig andünsten, dann das Mehl dazugeben, mit den Zwiebeln vermischen und kurz durchrühren.
Anschließend mit der Brühe aufgießen und 10 Minuten köcheln lassen. Nun den fein geschnittenen Sauerampfer sowie die weiteren Kräuter dazugeben, kurz aufkochen lassen, je nach Geschmack etwas Sahne (max. 4 EL) hinzufügen und servieren.

GEMÜSESUPPE

Zutaten:

200 g gemischtes Gemüse, beispielsweise Möhren, Lauch, Sellerie, Weißkohl, Brokkoli, jedoch weder Rotkohl noch Rote Rüben, da diese die Suppe rot färben,
40 g Butterschmalz,
1 Liter Wasser,
½ Tasse Reis oder Suppennudeln,
1 EL klein gehackter Liebstöckel,
1 EL klein gehackte Petersilie,
1 EL klein gehackter Schnittlauch,
Salz zum Abschmecken

Zubereitung:

Das Gemüse klein schneiden und im erhitzten Fett kurz andünsten. Wasser, die drei Kräuter sowie den Reis oder die Nudeln dazugeben und zusammen 20 bis 25 Minuten köcheln lassen. Mit Salz abschmecken.

Vor dem Servieren ein wenig Schnittlauch auf die einzelnen Suppenportionen geben.

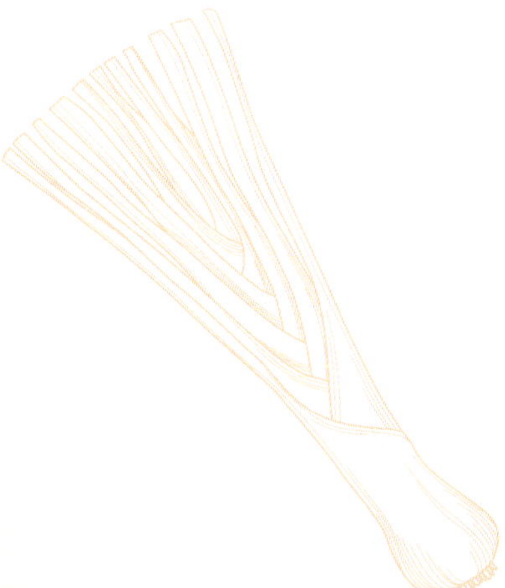

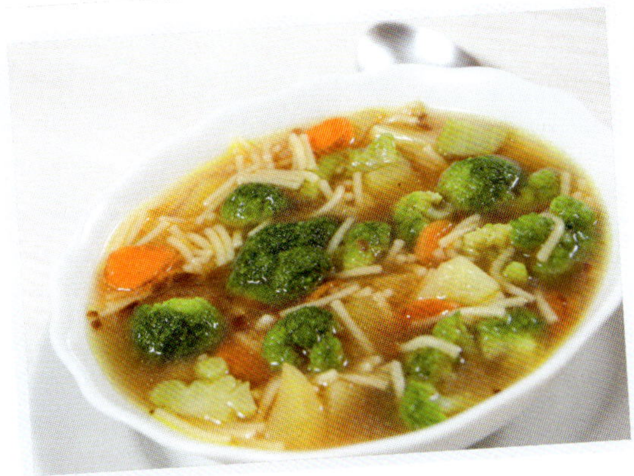

Gemüsesuppe

LÖWENZAHNSALAT MIT SPECKDRESSING

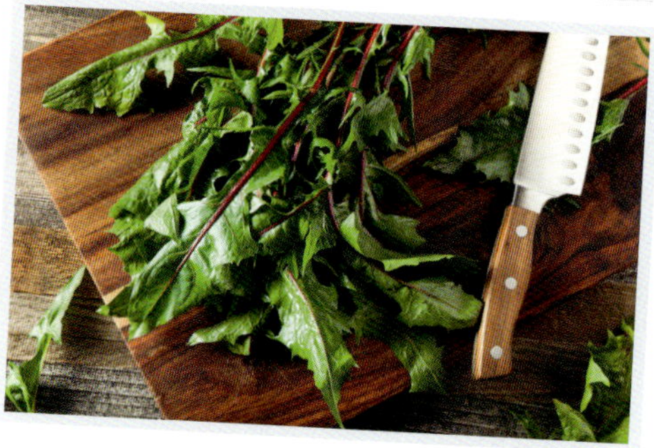

Frischer Löwenzahn aus dem eigenen Garten

Zutaten:

2 gehäufte Suppenteller voll zarter junger Löwenzahnblätter, ggf. halbieren,
100 g in kleine Würfel geschnittener Räucherspeck,
2 EL Zwiebelwürfel, 1 Prise Salz,
1 Prise Zucker, 2 EL Essig

Zubereitung:

Die Löwenzahnblätter erst gründlich kalt abwaschen, dann kurz sehr warm und schließlich nochmals kalt abwaschen.
Den Räucherspeck in der Pfanne ausbraten und die Zwiebeln mit andünsten, bis sie glasig sind. Alles aus der Pfanne nehmen, die Gewürze und den Essig dazugeben und das warme Dressing getrennt zum Salat servieren.

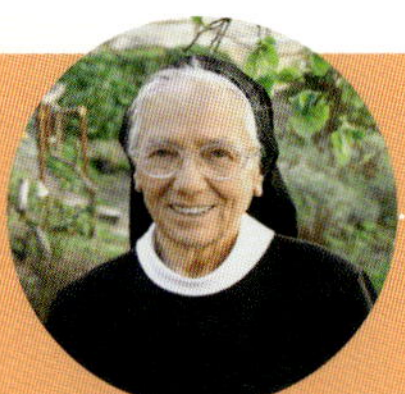

Schwester Fidelis' spezieller Tipp

Dressings sollte man möglichst getrennt zum Salat servieren. So kann sich jeder die gewünschte Menge nehmen. Außerdem kann man so vermeiden, dass das Dressing zu lange am Salat ist, und dieser dadurch lasch wird.

BLATTSALATE MIT EIERMARINADE

Zutaten:

400 g gemischte Blattsalate, beispielsweise Kopfsalat, Chicorée, Lollo Rosso oder Chinakohl,
1 Bund Radieschen,
1 kleine Salatgurke,
1 gelbe Paprika,
1 rote Paprika,
4 hart gekochte Eier,

Zutaten für die Marinade:

4 Eigelbe der hart-gekochten Eier,
½ TL Salz,
2 EL Öl,
3 EL Apfelessig

Zubereitung:
Die Salate putzen, gründlich waschen und auf vier Tellern anordnen. Radieschen und Gurke in Scheiben und die Paprika in feine Streifen schneiden. In der Mitte der Teller auf den Blattsalaten verteilen. Die Eier vierteln und damit die Teller dekorieren. Die Eigelbe für die Marinade verwenden.
Für die Marinade die Eigelbe mit der Gabel zerdrücken und das Öl nach und nach unterrühren. Mit Essig und Salz abschmecken und getrennt zum Salat servieren.

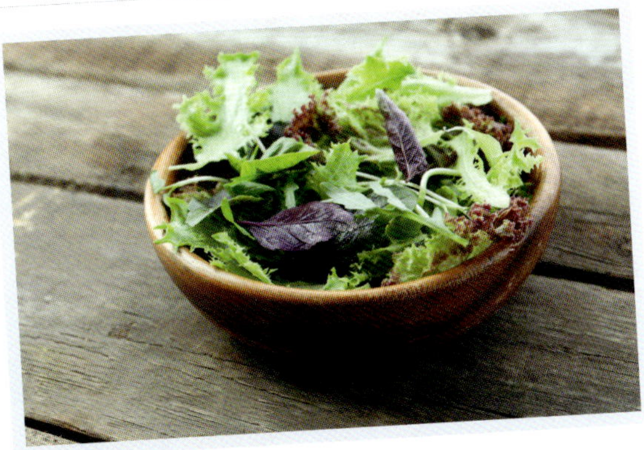

Gemischter Blattsalat

WILDKRÄUTERSALAT

Zutaten für den Salat:

3 Frühlingszwiebeln,
1 Suppenteller mit Brunnenkresse – Blätter abzupfen und Stiele zerkleinern,
1 Suppenteller mit jungen Löwenzahnblättern – ggf. halbieren,
¼ Suppenteller mit zerkleinerten Bärlauchblättern,
¼ Suppenteller mit zartem Franzosenkraut,
200 g Truthahnbrust – geviertelt – oder 200 g Ziegenkäse in 4 Portionen,
Salz,
Pfeffer,
2 EL Mehl,
1 Ei,
1 Tasse Semmelbrösel,
2 EL Butterschmalz zum Ausbraten

Zutaten für die Marinade:

½ TL Salz,
1 TL Zucker oder Honig,
2 EL Balsamicoessig,
2 EL Sonnenblumenöl

Zubereitung des Salats:
Die Kräuter gründlich waschen und vermischen. Zwiebeln klein hacken und auf die Kräutermischung streuen.
Die vier Truthahnstücke mit Salz und Pfeffer würzen. Der Reihe nach in Mehl, Ei und Semmelbrösel wenden. Kurz ausbraten.
Wer statt des Truthahns Ziegenkäse verwenden möchte, wendet diesen ebenfalls in Mehl, Ei und Semmelbrösel und brät ihn leicht in der Pfanne an. Für die Marinade alle Zutaten vermischen, den Salat auf vier Tellern verteilen und die Mariande darüber gießen. Zum Schluss den Truthahn oder den Ziegenkäse auf den einzelnen Salatportionen anrichten.

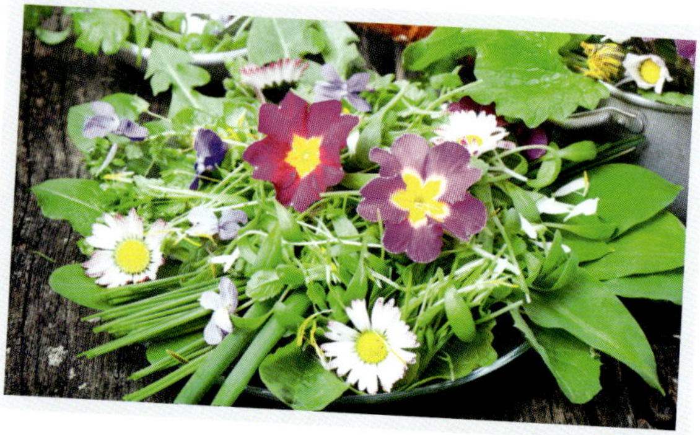

Wildkräuter

KOPFSALAT MIT ROSENBLÄTTERN AN ORANGENDRESSING

Zutaten für den Salat:
- 300 g Kopfsalat,
- 2 frische, ungespritzte Rosen,
- 1 Tasse Estragonblätter

Zutaten für das Dressing:
- ¼ Liter Schmand oder saure Sahne,
- 1 Prise Salz,
- 1 Prise Pfeffer,
- 1 EL Essig,
- Saft von 1 Orange

Zubereitung:
Alle Zutaten gründlich waschen. Die Salatblätter in Blütenform auf dem Teller anrichten, dann die Rosenblätter darauf legen. Zum Schluss die Estragonblätter darüber streuen.
Für das Dressing alles vermischen und getrennt zum Salat servieren.

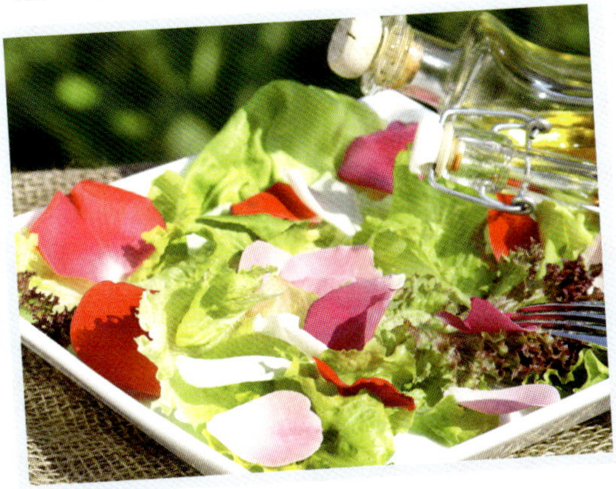

Kopfsalat mit Rosenblättern

ÜBERBACKENE GRIESNOCKEN AUF MÖHREN

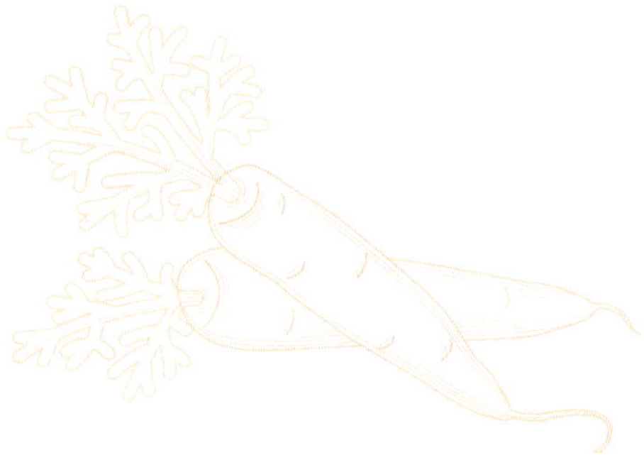

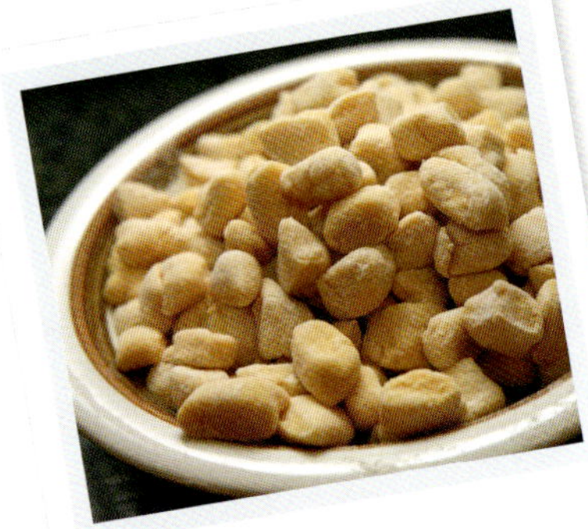

Griesnocken

Zutaten für Griesnocken:

- 60 g Butter,
- 1 Ei,
- 1 Eigelb,
- 120 g Gries,
- 2 EL Wasser,
- 1 Prise Salz,
- 1 EL gehacktes Löffelkraut,
- Parmesan nach Geschmack

Zutaten für das Möhrengemüse:

- 400 g Möhren,
- 1 TL Salz,
- ½ TL Zucker,
- 10 g Butter,
- 1/8 L Wasser

Zubereitung der Griesnocken:
Butter weich rühren und alle weiteren Zutaten damit vermischen. Einen Topf mit Wasser zum Kochen bringen, mit zwei Esslöffeln aus dem Teig Nocken formen, und diese im köchelnden Wasser 10 Minuten ziehen lassen.
Nocken mit Sieblöffel aus dem Wasser nehmen und auf dem Möhrengemüse anrichten. Im auf 180 Grad vorgeheizten Backofen 10 Minuten backen. Wer möchte, kann die Nocken vorher noch mit etwas Parmesan bestreuen.

Zubereitung des Möhrengemüses:
Möhren schälen und in Scheiben oder Stäbchen schneiden. Zusammen mit den weiteren Zutaten in einen Topf geben und rund 15 Minuten garen.

HACKFLEISCH-PFLANZERL

Zutaten:

400 g Hackfleisch (Schweine-, Rind- oder Geflügelfleisch nach Wahl),
2 trockene Semmeln,
½ Tasse Milch,
1 kleine gehackte Zwiebel,
je 2 klein gehackte Stängel Petersilie und Majoran,
2 Eigelb,
1 Eiweiß,
Salz und Pfeffer nach Geschmack,
Butterschmalz oder Öl – die Menge so bemessen, dass der Pfannenboden mit dem Öl oder dem geschmolzenen Fett bedeckt ist

Zubereitung:

Die Semmeln kurz vor Zubereitung der Fleischpflanzerl klein schneiden und in der Milch einweichen.

Wenn die Semmeln weich sind, die Zwiebeln andünsten und mit der Semmelmasse sowie allen restlichen Zutaten vermischen. Zu acht Fleischpflanzerl formen und von beiden Seiten in der Pfanne ausbraten. Als Beilage eignet sich Endivien-Kartoffelsalat (siehe S. 125).

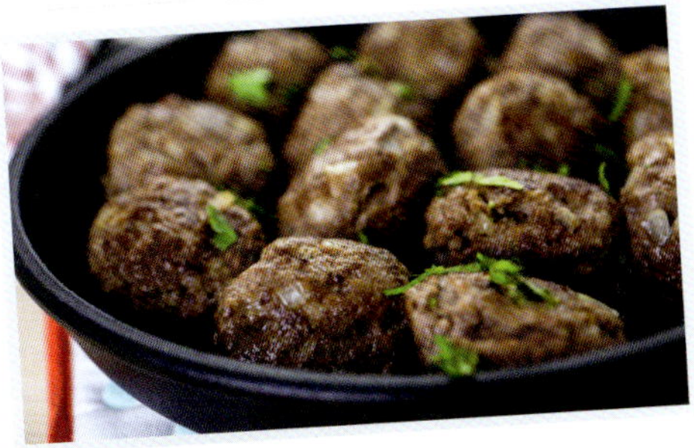

Hackfleischpflanzerl

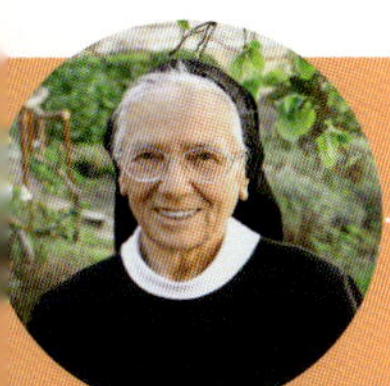

Schwester Fidelis' spezieller Tipp

Alternativ kann man die Hackfleischmasse auch zu einer Art Braten mit einem maximalen Durchmesser von 10 cm formen und im Backofen bei 200 Grad Umluft rund 25 Minuten backen.

SPINATRAVIOLI

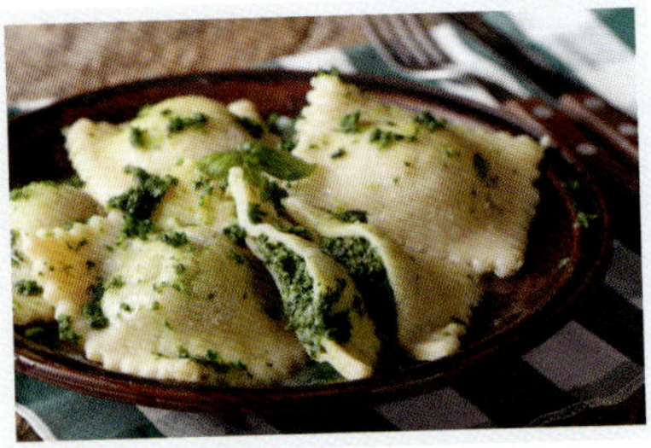

Spinatravioli

Zutaten für den Nudelteig:

400 g Mehl,
1 TL Öl,
½ TL Salz,
2–3 Eier,
½ Tasse Wasser

Zutaten für die Füllung:

3 gehäufte Suppenteller frischer Spinat,
2 gehäufte Teller frische Brennnesseln,
1 klein gehackte Zwiebel,
2 Eier, 1 Tasse Weißbrotbrösel,
Salz, Pfeffer und Muskat nach Geschmack,
20 g Butter,
2 Bärlauchblätter oder 1 Knoblauchzehe

Zubereitung:
Für den Teig alle Zutaten vermischen, gut durchkneten und ¼ Stunde ruhen lassen. Spinat und Brennnesseln gut waschen, in reichlich Wasser einmal aufkochen (blanchieren), dann abtropfen lassen und das Gemüse anschließend klein hacken. Die Zwiebel in der Butter glasig dünsten. Dann die Weißbrotbrösel dazugeben und kurz anrösten. Anschließend alle Zutaten der Füllung miteinander vermischen. Nun den Nudelteig in vier Portionen teilen, jede Portion dünn ausrollen und in kleine Quadrate schneiden. Je einen Esslöffel der Gemüsefüllung auf eine Hälfte eines Nudelquadrats geben, die andere Hälfte des Nudelteigs darüber schlagen und an den Rändern fest zudrücken. Die Ravioli in kochendem Wasser fünf Minuten ziehen lassen oder im Dampfgarer zubreiten, dann besteht weniger Gefahr, dass sich die Teigtaschen öffnen.
Vor dem Servieren mit ein wenig heißer Butter und der erhitzten Gemüseflüssigkeit übergießen und mit klein gehacktem Giersch und Bärlauch bestreuen.

SPARGEL MIT KRÄUTEROMELETTE

Zutaten für die Spargel:
800 g Spargel,
½ Liter Wasser,
1 TL Salz,
½ TL Zucker

Zutaten für das Omelette:
1 EL Dinkelmehl,
4 EL Wasser,
6 Eier,
1 TL Salz,
20 g Butterschmalz oder
Öl für die Pfanne,
1 Tasse mit klein gehackter
Kräutermischung, bestehend
aus Brennnesseln, Giersch
und Franzosenkraut

Zubereitung der Spargel:
Spargel schälen und in einem Topf mit der angegebenen Menge Wasser, Salz und Zucker – je nach Dicke – 10 bis 20 Minuten garen.

Zubereitung des Omelettes:
Alle Zutaten vermischen. Butterfett in einer Pfanne heiß werden lassen und aus der Eimischung vier Omelettes ausbacken. Zum Spargel servieren.

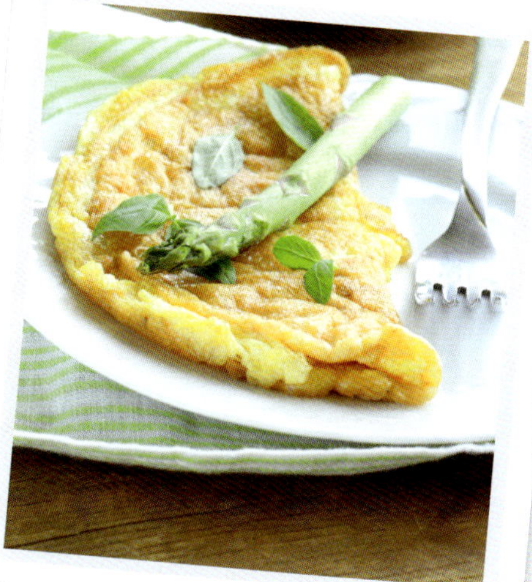

Spargel mit Kräuteromelette

KOHLRABI MIT HACKFLEISCHFÜLLUNG

Zutaten:

4 Kohlrabi, 400 g Hackfleisch (Zubereitung siehe „Hackfleischpflanzerl“, S. 75), ½ Liter Salzwasser, 2 EL klein gehackte, zarte Kohlrabiblätter

Zutaten für die Füllung. Alternativ mit vegetarischer Füllung:

200 g Linsen, ½ Liter Salzwasser, 2 Eier, 1 TL klein gehackter Ysop, 1 TL klein gehacktes Bohnenkraut

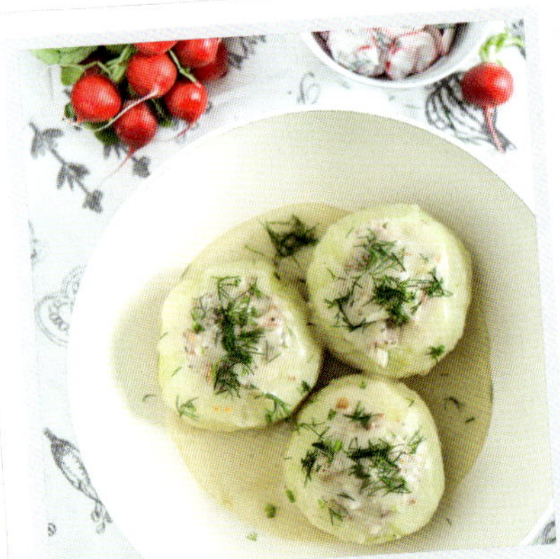

Kohlrabi mit Hackfleischfüllung

Zubereitung Kohlrabi:
Die Kohlrabi schälen, aushöhlen und mit der Hackfleischmasse füllen. Die ausgehöhlte Gemüsemasse klein hacken und mit den Kohlrabiblättern sowie dem Salzwasser vermischen und in einen Topf geben. Die gefüllten Kohlrabi auf die Gemüsemasse stellen. Alles 30 Minuten bei geschlossenem Topf dünsten und anschließend auf vier Teller verteilen. Mit einem Rest klein gehackter Kohlrabiblätter dekorieren.

Zubereitung der Füllung:
Die Linsen im Salzwasser etwa 20 Minuten kochen. Anschließend mit den beiden rohen Eiern und den Kräutern vermischen. Nun diese Masse in die ausgehöhlten Kohlrabi füllen und weiter zubereiten wie oben beschrieben.

FORELLE BLAU

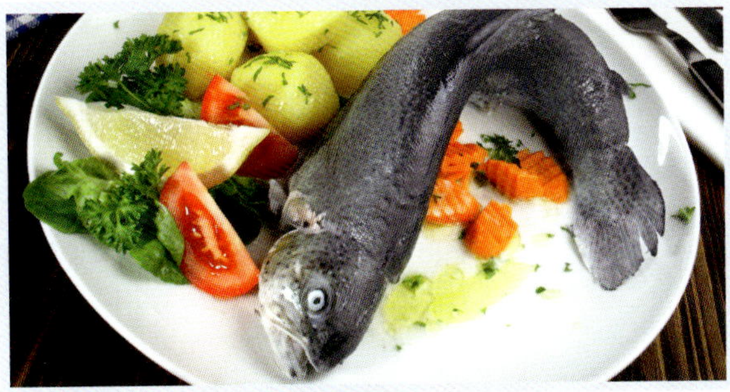

Forelle blau – hier mit Salzkartoffeln

Zutaten:

4 Forellen, Saft von ½ Zitrone,
½ TL Salz zum Würzen der Fische,
3 EL Essig,
1 TL Salz für das Kochwasser,
einige Scheiben Lauch,
1 Scheibe Zitrone,
1 Stängel Petersilie,
1 Stängel Zitronenmelisse,
1 Liter Wasser, 80 g Butter

Zubereitung:

Die Forellen innen gut auswaschen und mit Salz und Zitronensaft beträufeln.
Essig, Salz, Lauch, die Zitronenscheibe und die Kräuter ins Wasser geben und zum Kochen bringen. Dann die Forellen hineinlegen und ca. 8 Minuten bei kleiner Hitze ziehen lassen.
Die Butter heiß werden lassen und getrennt zum Fisch servieren. Als Beilage ist Kartoffel-Topinambur geeignet (S. 81).

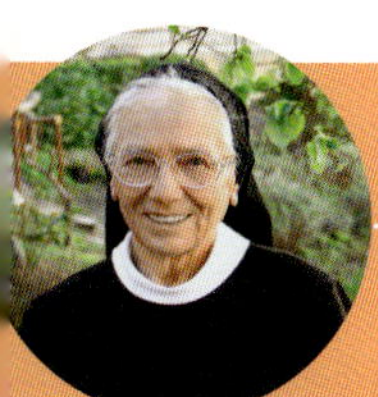

Schwester Fidelis' spezieller Tipp

Außen sollten die Fische nicht abgewaschen werden, damit der Schleim, der auf der Haut sitzt, erhalten bleibt. Er sorgt dafür, dass die Forellen bei der Zubereitung blau werden.

PRINZESSKARTOFFELN

Zutaten:

- 400 g mehlige Kartoffeln,
- 3 Eier,
- 1 TL Salz,
- 4 EL süße Sahne

Zubereitung:
Kartoffeln schälen und in einem Topf, dessen Boden mit Wasser bedeckt ist, weich garen. Kartoffeln in der Küchenmaschine oder mit einem Stampfer zu feinem Brei verarbeiten. Nun Eier, Salz und Sahne daruntermischen. Die Masse in einen Spritzbeutel mit sternförmiger Tülle füllen, und die Kartoffelmasse in kleinen Portionen – so groß etwa wie Tischtennisbälle – auf ein gebuttertes Blech spritzen. Wer keinen Spritzbeutel zu Hause hat, kann mit der Hand auch tennisballgroße Kugeln formen und auf ein gebuttertes Blech setzen. 10 Minuten im vorgeheizten Ofen bei 220 Grad Umluft backen.

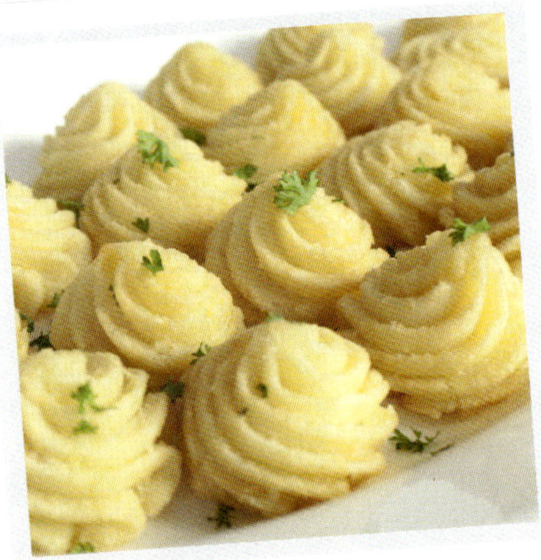

Prinzesskartoffeln

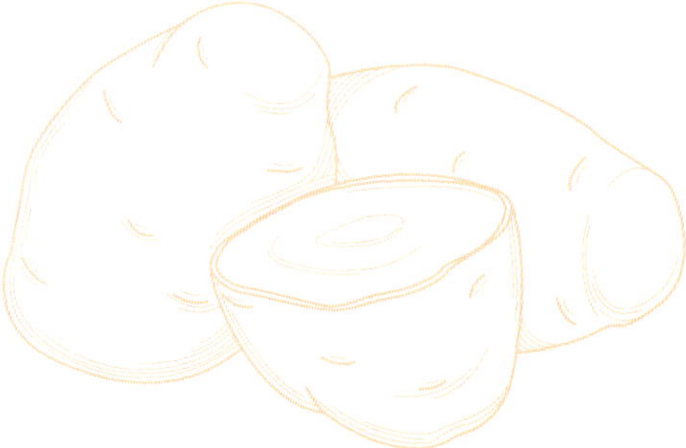

KARTOFFEL-TOPINAMBUR

Zutaten:

300 g Kartoffeln,
300 g Topinambur,
1 TL klein gehackter Majoran,
1 TL Salz,
40 g Butter

Zubereitung:
Die Kartoffeln abbürsten und mit der Schale kochen. Den Topinambur ebenfalls säubern und mit der Schale in einem getrennten Topf kochen. Wie bei den Kartoffeln kann man hier ebenfalls anhand der Gabelprobe testen, wann das Gemüse weich gekocht ist. Weich gekochte Kartoffeln und Topinambur abpellen. Die Butter erhitzen, Salz und Majoran dazugeben und Kartoffeln sowie Topinambur in der gewürzten Butter leicht anrösten. Dann servieren.

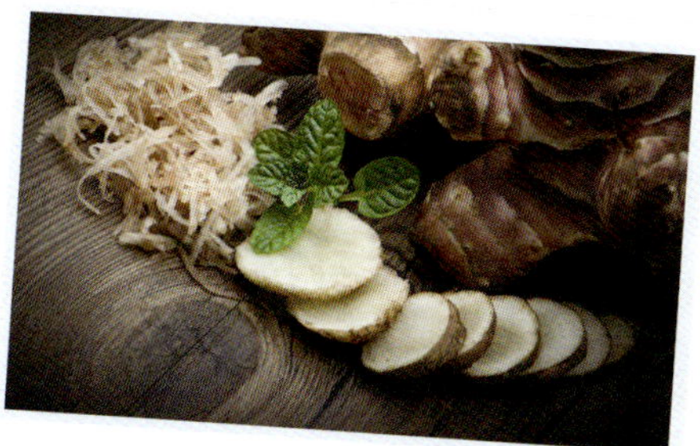

Roher Topinambur

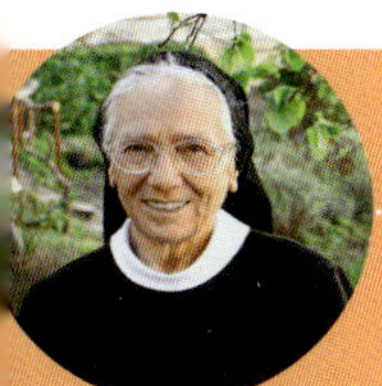

Schwester Fidelis' spezieller Tipp

Das Gemüse passt zu allen Fleisch- und Fischgerichten.

QUARKCREME MIT ERDBEEREN

Zutaten:

500 g Erdbeeren,
2 EL Rum – nach Belieben,
250 g Quark,
2 EL Zucker,
Saft von ½ Zitrone,
1 TL gehackte Zitronenmelisse,
1/8 Liter süße Sahne

Zubereitung:

Die Erdbeeren klein schneiden und die Sahne steif schlagen. Die Früchte mit Rum, Quark, Zucker, Zitronensaft und Zitronenmelisse vermischen. Zum Schluss die geschlagene Sahne vorsichtig darunterziehen. Die Quarkcreme in Schälchen verteilen und mit Erdbeerstückchen sowie Melissenblättern dekorieren.

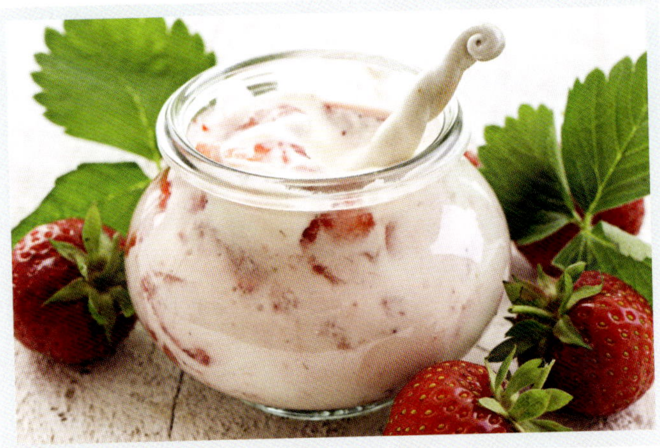

Quarkcreme mit frischen Erdbeeren

HOLUNDERBLÜTEN-KÜCHERL

Zutaten:

8 saubere Holunderblütendolden (auf Lausbefall achten!),
3 EL Mehl,
6 EL Milch,
2 Eier,
1 Prise Salz,
Fett zum Ausbacken, die Menge so wählen, dass die Kücherl in der Pfanne schwimmen

Zubereitung:

Die Holunderblüten sollen bei Sonne gepflückt und nicht gewaschen werden, da sonst die Blüten abfallen könnten. Am selben Tag pflücken, an dem sie auch verarbeitet werden. Die Eier mit der Milch verschlagen, dann mit Mehl und Salz vermischen. Anschließend das Fett erhitzen. Nun die Blüten einzeln am Stängel anfassen, die Dolden in den Teig tauchen und sofort im heißen Fett ausbacken, bis sie knusprig sind.
Wer möchte, kann die einzelnen Dolden vor dem Servieren mit Puderzucker bestreuen.

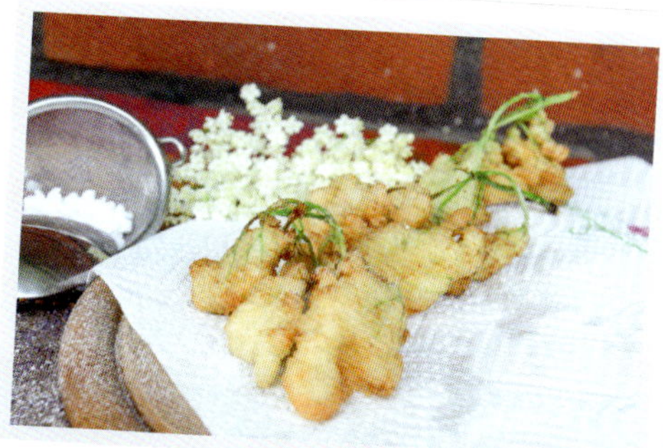

Ausgebackene Holunderblüten

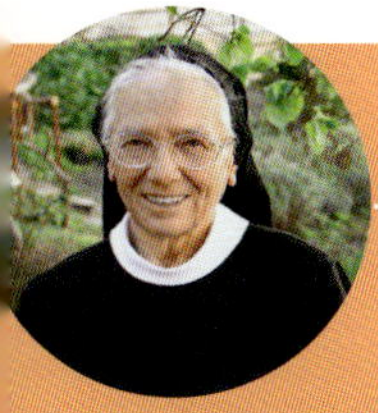

Schwester Fidelis' spezieller Tipp

Holunderblüten sollten bei Sonne gepflückt werden, da so der Blütenstaub erhalten bleibt, der wichtig ist für Geschmack und Zubereitung der Holunderblütenkücherl.

KERBELCREMESUPPE

Zutaten:

100 g Lauch,
40 g Butterschmalz,
50 g Mehl,
1 Liter Gemüse- oder Fleischbrühe,
3 Eigelb,
1/8 Liter süße Sahne,
1 Tasse klein gehackter Kerbel

Zubereitung:
Den Lauch in dünne Scheiben schneiden und in Butterfett glasig andünsten. Erst das Mehl dazugeben und anschließend mit Brühe aufgießen. 5 Minuten kochen lassen. Wer möchte, kann das Lauchgemüse nun abseihen. Dann Sahne und Eigelb vermischen und in die Suppe rühren. Suppe in Teller verteilen und vor dem Servieren mit dem Kerbel bestreuen.

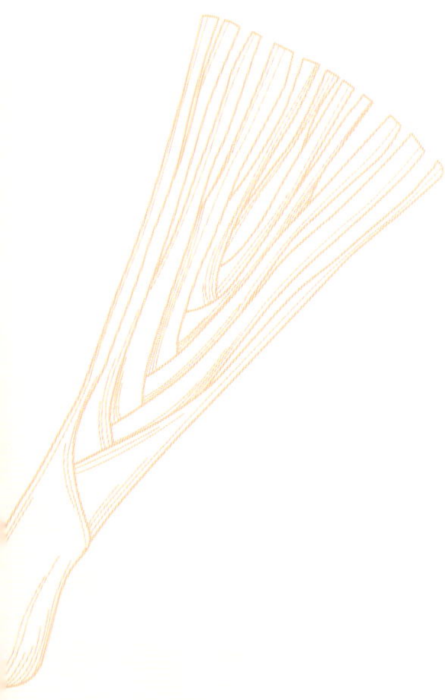

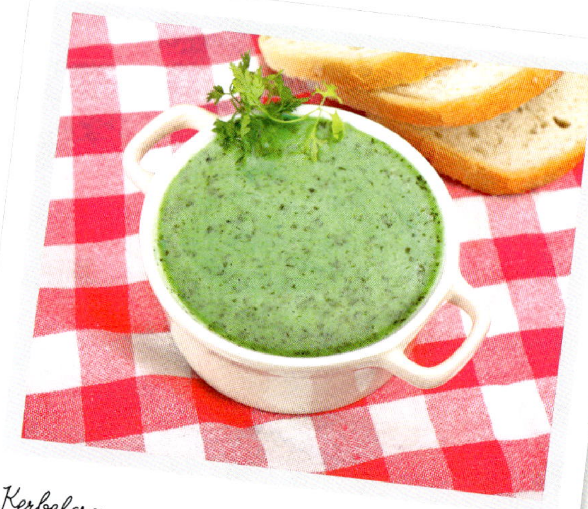

Kerbelcremesuppe

SCHARFER SALAT

Zutaten für den Salat:
300 g Eissalat,
1 kleinere Salatgurke,
1 weißer Rettich,
1 Chilischote,
3 Borretschblätter und
ggf. Borretschblüten

Zutaten für die Marinade:
1 EL scharfer Senf,
3 EL Öl,
1 Messerspitze Salz,
1 Messerspitze Zucker,
1 EL Kräuteressig

Zubereitung des Salats:
Eissalat und Gurke waschen. Dann den Eissalat in Rauten oder Streifen und die Gurke in dünne Scheiben schneiden. Den Rettich schälen und mit einem Rettichschneider (Haushaltswarengeschäft) oder einem scharfen Messer zur Spirale schneiden.
Die Chilischote sowie die Borretschblätter klein hacken. Die Rettichspiralen auf die Tellerränder legen, in die Mitte jeweils den Eissalat und die Gurkenscheiben verteilen. Mit Chili- und Borretschstückchen bestreuen, und zum Schluss die Teller mit Borretschblüten dekorieren.

Zubereitung der Marinade:
Das Öl nach und nach in den Senf einrühren. Dann die restlichen Zutaten dazugeben und Marinade getrennt zum Salat servieren.

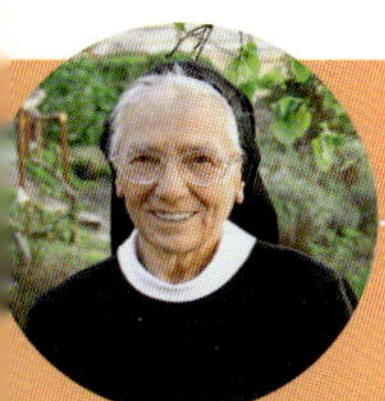

Schwester Fidelis' spezieller Tipp

Zur Dekoration des Salats kann man auch andere Blüten verwenden, beispielsweise Kapuzinerkresse oder Gänseblümchen.

TAFELSPITZ MIT MEERRETTICHSOSSE UND BOUILLONKARTOFFELN

Zutaten für das Fleisch:

400 g Tafelspitz,
2 Liter Wasser,
Salz nach Geschmack,
1 kg gemischtes Gemüse, z.B. Möhren, Sellerie, Lauch, Zwiebeln,
2 Zweige Liebstöckel,
2 Zweige Petersilie

Zutaten für die Meerrettichsoße:

1 EL Butterschmalz oder Öl,
2 EL Mehl,
½ Liter Fleischbrühe aus der Zubereitung des Tafelspitz',
2 EL frisch geriebener Meerrettich,
1 EL fein gehackte Meerrettichblätter

Zubereitung des Fleisches:
Das Gemüse putzen, waschen und in Würfel oder Scheiben schneiden. Das Fleisch in kochendes Wasser geben und 60 Minuten kochen lassen. Dann Gemüse und Salz zugeben. Nun alles Weitere 60 Minuten kochen. Am Schluss Petersilie und Liebstöckel in die verbliebene Flüssigkeit geben. Das Gemüse herausnehmen und auf einer Servierplatte ausbreiten. Am Schluss den Tafelspitz in Scheiben schneiden und auf dem Gemüsebett servieren.

Zubereitung der Meerrettichsoße:
Butterschmalz oder Öl erhitzen, das Mehl dazugeben und leicht anschwitzen lassen. Nun mit der Fleischbrühe auffüllen und die Flüssigkeit aufkochen lassen. Dann den frisch geriebenen Meerrettich ergänzen und zum Schluss die klein gehackten Meerrettichblätter als Dekoration verwenden. Als Beilage zu diesem Gericht eignen sich Bouillonkartoffeln.

Zutaten für die Bouillonkartoffeln:

- 600 g Kartoffeln,
- ½ Liter Fleischbrühe,
- 4 Möhren,
- 1 EL Petersilie

Zubereitung der Bouillonkartoffeln:
Kartoffeln und Möhren schälen. Die Kartoffeln in Würfel und die Möhren in Scheiben schneiden. Mit der Fleischbrühe zusammen etwa 20 Minuten kochen. Vor dem Servieren mit Petersilie bestreuen.

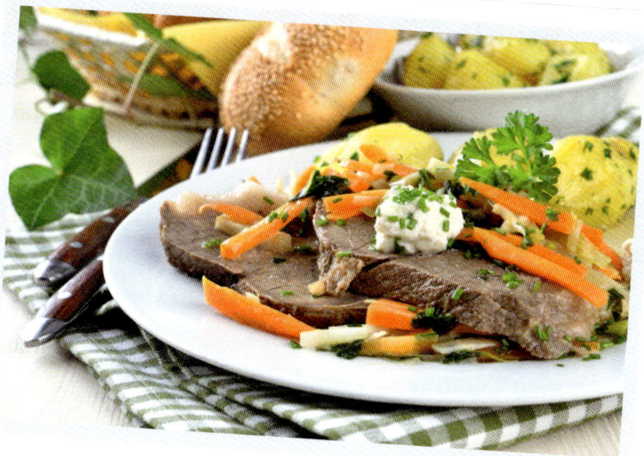

Tafelspitz

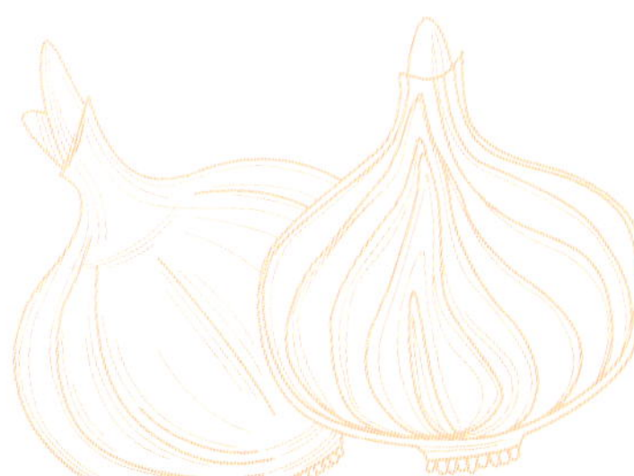

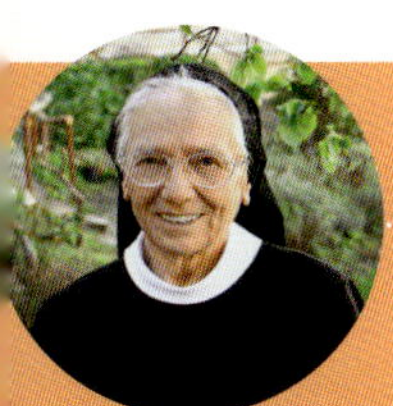

Schwester Fidelis' spezieller Tipp

Wenn man das Salz gleich zu Anfang in das Wasser gibt, wird das Fleisch dunkel, bei späterer Zugabe behält es seine helle Farbe.

GEBACKENER SELLERIE

Zutaten:

400 g Sellerie,
4 Eier,
125 g Grünkernmehl,
50 g gemahlene Haselnüsse oder 125 g Sesam,
100 g gekochter Schinken oder 100 g Käsescheiben (Edamer o. ä.),
Butterschmalz oder Öl,
1 Prise Salz nach Geschmack

Zubereitung:
Den Sellerie schälen, 30 Minuten kochen und anschließend in acht gleich dicke Scheiben schneiden. Mit Schinken oder Käse belegen, dann in der Eimasse und anschließend im mit Haselnüssen oder Sesam gemischten Grünkernmehl wenden und in Butterschmalz oder Öl von beiden Seiten kurz ausbraten.

Zubereitungsvariante:
Den rohen Sellerie klein raffeln. Schinken oder Käse in Würfel schneiden. Sellerie und die Schinken- oder Käsewürfel mit den weiteren Zutaten vermischen, anschließend zu acht Frikadellen formen und im heißen Fett so lange ausbacken, bis sie eine feste Konsistenz haben.

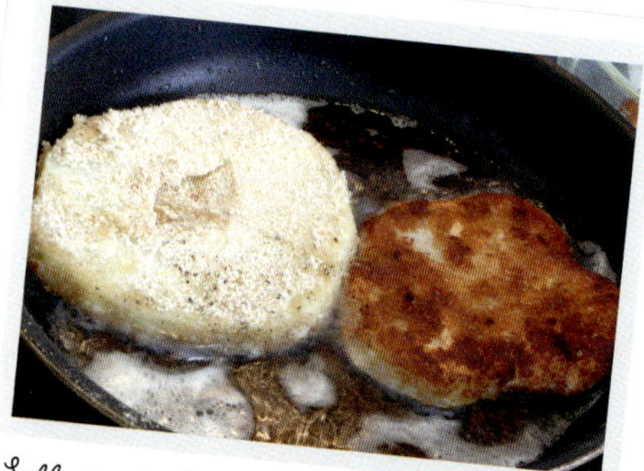

Selleriescheiben von beiden Seiten kurz ausbraten

LAMMRÜCKEN MIT MINZSOSSE

Zutaten für den Lammrücken:
600 g Lammrücken ohne Knochen, 1 TL Salz, 1 Prise Pfeffer, 1 EL Kräutermischung, bestehend aus Majoran, Quendel, Eberraute und Rosmarin, 40 g Butterschmalz, 1 EL Zwiebelwürfel, 1 EL Lauchscheiben, 1 TL Zucker, 1/8 Liter Weißwein, 1/8 Liter Fleisch- oder Gemüsebrühe

Zutaten für die Minzsoße:
1 EL Zucker, 2–3 EL Essig, ½ Tasse Weißwein, ½ Tasse fein gehackte Pfefferminze

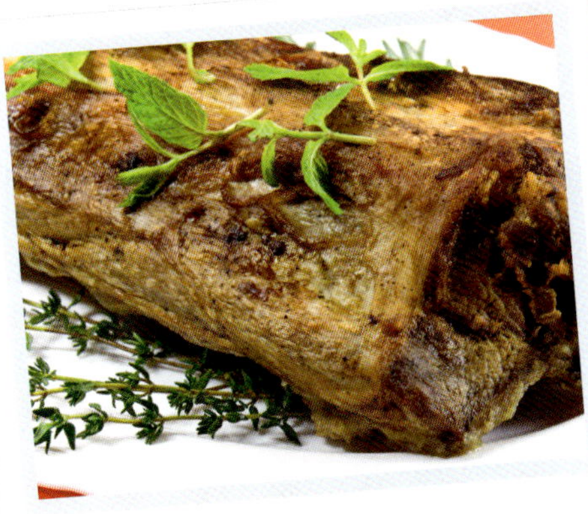

Lammrücken

Zubereitung des Lammrückens:
Den Lammrücken häuten und mit Salz, Pfeffer und der Kräutermischung einreiben. Butterschmalz erhitzen, und das Fleisch von beiden Seiten anbraten, dann aus der Pfanne nehmen und warm stellen. Zwiebelwürfel und Lauch im restlichen Fett glasig dünsten und an den Pfannenrand schieben. Nun in der Mitte der Pfanne den Zucker so lange erhitzen, bis Blasen entstehen, dann mit Weißwein ablöschen. Anschließend die Fleisch- oder Gemüsebrühe dazugießen und den Lammrücken hineinlegen. Zugedeckt maximal 15 Minuten köcheln lassen.

Zubereitung der Marinade:
Zucker, Essig und Weißwein vermischen und zum Kochen bringen. Dann die Minze dazugeben und die heiße Soße getrennt zum Fleisch servieren.

REIS-GEMÜSEBÄLLCHEN

Zutaten:

800 g gemischtes Gemüse, beispielsweise Blumenkohl, Spinat, Brokkoli – ggf. auch nur eine Gemüsesorte,
1 klein gehackte Zwiebel,
40 g Butterschmalz zum Dünsten der Zwiebelwürfel,
1/8 Liter Gemüsebrühe,
2 Tassen gekochter Reis,
3 Eier,
100 g Haferflocken,
2 EL Grünkernmehl,
150 g in Würfel geschnittener Schafskäse,
4 Salbeiblätter,
1 TL klein gehackte Petersilie
1 Prise Salz,
60 g Butterschmalz zum Ausbacken

Zubereitung:
Das Gemüse gründlich säubern und klein raffeln. Die Zwiebelwürfel in Butterschmalz glasig dünsten. Anschließend das Gemüse sowie die Gemüsebrühe dazugeben und alles zum Kochen bringen. 10 Minuten kochen und dann abkühlen lassen.
Nun die Gemüsemasse mit den restlichen Zutaten – außer den 60 g Butterschmalz – vermischen und zu kleinen Bällchen formen. Schließlich die 60 g Butterschmalz erhitzen und die Bällchen darin ausbacken.

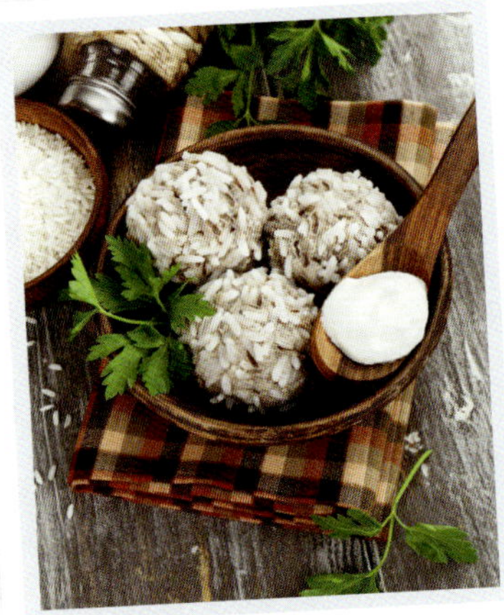

Reis-Gemüsebällchen

GEBACKENE RENKEN

Zutaten:

4 Renken,
1 TL Salz,
Saft von 1 Zitrone,
4 Stängel Petersilie,
4 kleine Eberrauten-zweige oder Zitronen-melisse,
2 EL Mehl,
60 g Butterschmalz

Zubereitung:

Die gesäuberten ganzen Renken innen und außen salzen und mit Zitronensaft beträufeln.
Je einen Stängel Petersilie und einen Zweig Eberraute in die Bauchhöhlen der Renken legen.
Die Fische in Mehl wenden und im heißen Fett von beiden Seiten jeweils etwa fünf Minuten braun backen.

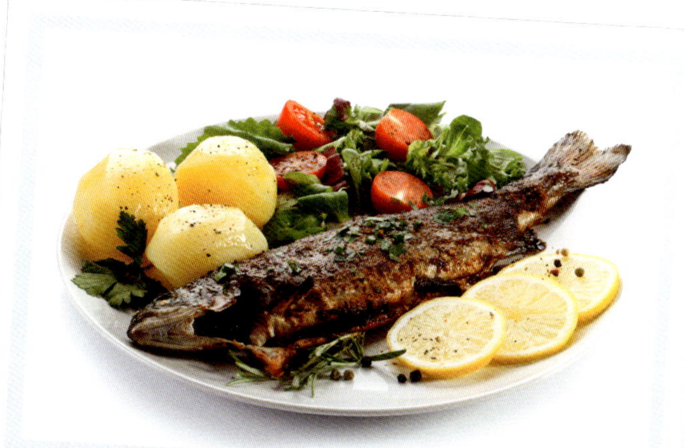

Gebackene Renken – dazu passen Kartoffln und grüner Salat

GEBACKENE ZUCCHINI

Zutaten:

8 Zucchini,
Saft von 1 Zitrone,
1 EL Kräutermischung aus klein gehackter Eberraute und Petersilie,
1 TL Salz,
3 Eier,
50 g Grünkernmehl,
60 g Butter

Zubereitung:
Die Zucchini schälen und mit Zitronensaft beträufeln. Dann die Eier verquirlen, und die Zucchini erst in den gehackten Kräutern und dem Salz, dann in den Eiern und zum Schluss in Grünkernmehl wenden. In Butter anbraten. Aus der Pfanne nehmen und auf Tellern servieren.

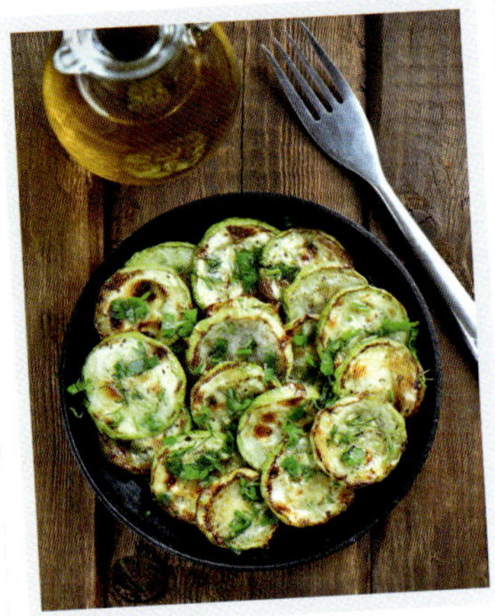

...mit Kräutern verfeinern!

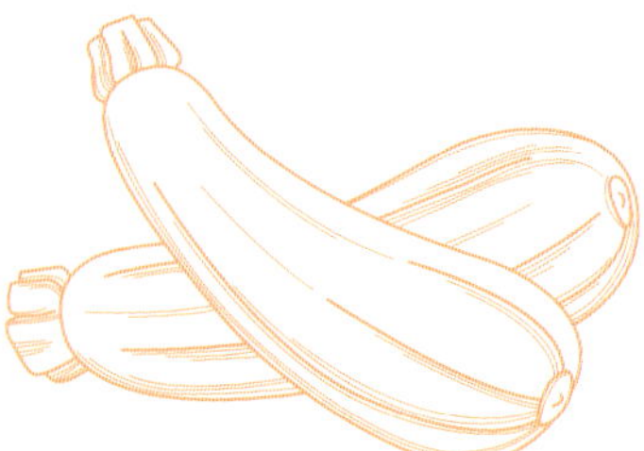

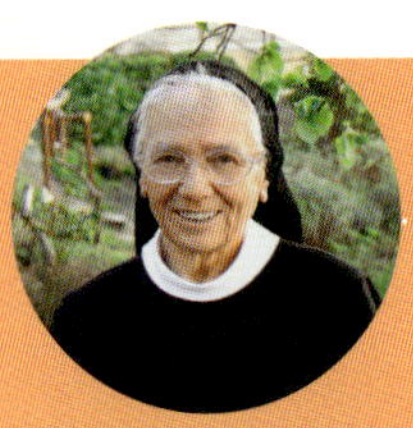

Schwester Fidelis' spezieller Tipp

Die Teller sehen noch hübscher aus, wenn man sie mit Zucchiniblüten dekoriert.

RAGOUT BOLOGNESE

Zutaten:

600 g Spaghetti,
250 g Rinderhackfleisch,
2 Zwiebeln,
100 g Möhren,
100 g Sellerie,
400 g Tomaten,
100 g Champignons,
2 Knoblauchzehen,
½ Liter Fleischbrühe,
2 EL Öl,
1 Zweig Ysop,
1 Zweig Thymian,
Paprika oder Chilipulver (Menge je nach Geschmack)

Zubereitung:
Möhren, Sellerie, Tomaten und Champignons in Würfel schneiden.
Die Zwiebeln klein hacken und im Öl glasig dünsten. Dann das Hackfleisch dazugeben und so lange scharf anbraten, bis es in einzelne Krümel zerfällt. Nun das gewürfelte Gemüse ergänzen sowie die Fleischbrühe, die zerdrückten Knoblauchzehen, das Paprika- oder Chilipulver und die Thymian- und Ysopzweige. Zusammen 20 Minuten köcheln lassen. Das Ragout schmeckt am besten zu Spaghetti – Zubereitung siehe Informationen auf der Packung.

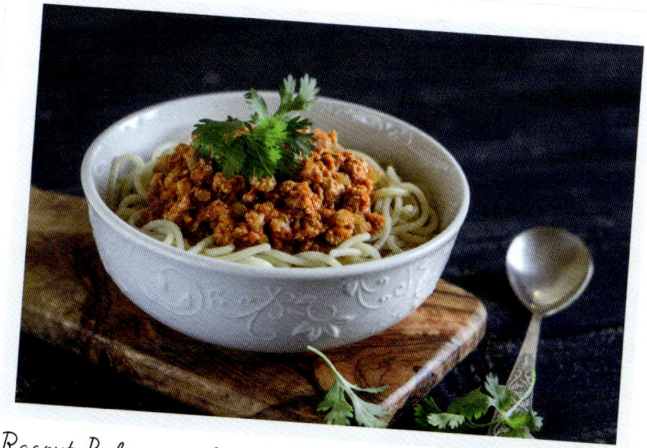

Ragout Bolognese schmeckt am besten zu Spaghetti

EIGELB-SPAGHETTI MIT TOMATENGEMÜSE

Zutaten für das Tomatengemüse:

400 g Tomaten,
1 Zwiebel,
1 EL Öl,
1 rote Paprika,
1 EL klein gehacktes Basilikum,
¼ Liter Gemüsebrühe,
2 EL Essig,
1 TL Zucker,
1 TL Salz

Zutaten für die Eigelb-Spaghetti:

600 g Spaghetti,
4 Eigelb,
1 EL gehackte Petersilie

Zubereitung des Tomatengemüses:
Tomaten, Paprika und Zwiebel in Würfel schneiden. Die Zwiebel im Öl glasig dünsten, dann die Tomaten- und Paprikawürfel sowie die Gemüsebrühe dazugeben und mit Zucker, Salz und Essig würzen. 15 Minuten köcheln lassen. Vor dem Servieren mit Basilikum bestreuen.

Zubereitung der Eigelb-Spaghetti
Spaghetti kochen, die Kochdauer ist in der Regel auf der Verpackung angegeben. Danach das Kochwasser abgießen, und die Spaghetti sofort mit dem Eigelb vermischen. Zum Schluss mit gehackter Petersilie bestreuen und das Tomatengemüse dazu servieren.

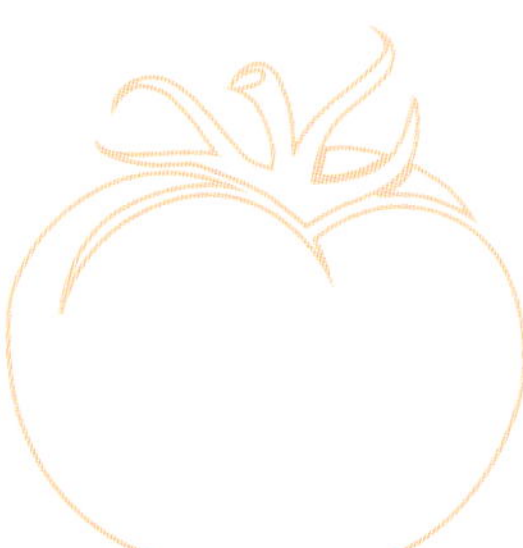

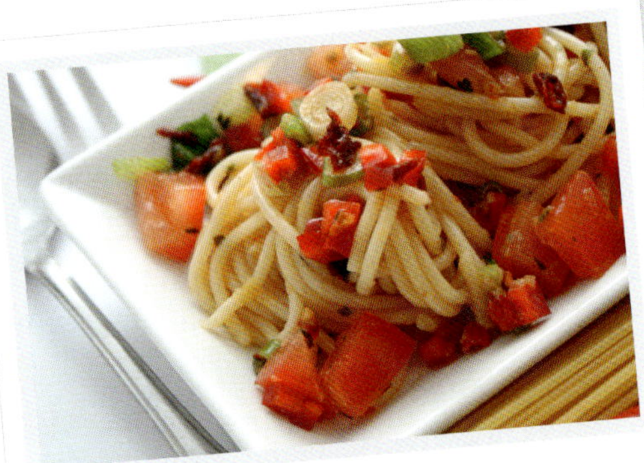

Eigelb-Spaghetti mit Tomatengemüse

RINDERROULADEN

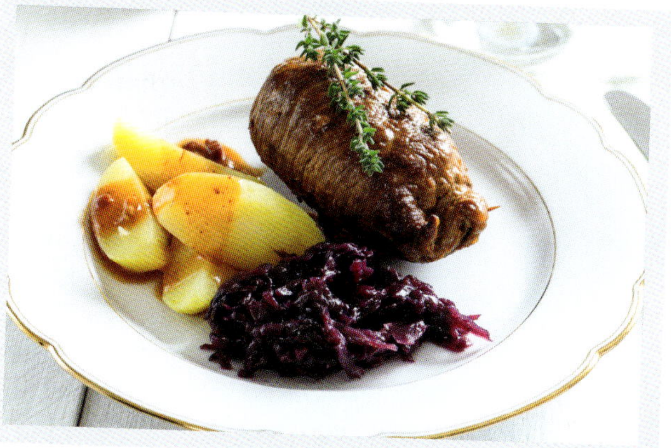

Rinderrouladen mit Kartoffeln und Rotkohl

Zutaten:

4 Scheiben Rindfleisch aus der Oberschale mit einem Gesamtgewicht von rund 600 g,
½ TL Salz,
1 Prise Pfeffer,
1 TL Meerrettich, am besten frisch gerieben,
1 trockene Semmel,
50 g geräucherter Speck – in dünne Scheiben geschnitten,
40 g Butterschmalz,
½ Liter Gemüsebrühe

Zubereitung:

Die Rindfleischscheiben salzen, pfeffern, mit Meerrettich bestreichen und mit den Speckscheiben belegen. Die trockene Semmel in dünne Scheiben schneiden und auf den Speck legen. Die Fleischscheiben nun zusammenrollen und mit einem Faden zusammenbinden oder mit einem Spieß zusammenstecken.

Das Fett erhitzen, und die Rouladen von allen Seiten kurz anbraten. Mit Brühe aufgießen und zugedeckt 30 Minuten schmoren lassen.

SALATTELLER MIT PILZ-KARTOFFEL-GEMÜSE

Zutaten für den Salat:

400 g verschiedene Blattsalate, z.B. Kopfsalat, Radicchio oder Lollo Rosso,
½ Bund Radieschen,
200 g Salatgurke,
1 gelbe Paprika,
1 rote Paprika,
4 hart gekochte Eier

Zutaten für die Marinade:

4 Eigelb (von den Salatzutaten),
2 EL Öl,
½ TL Salz,
½ TL Zucker,
3 EL Apfelessig

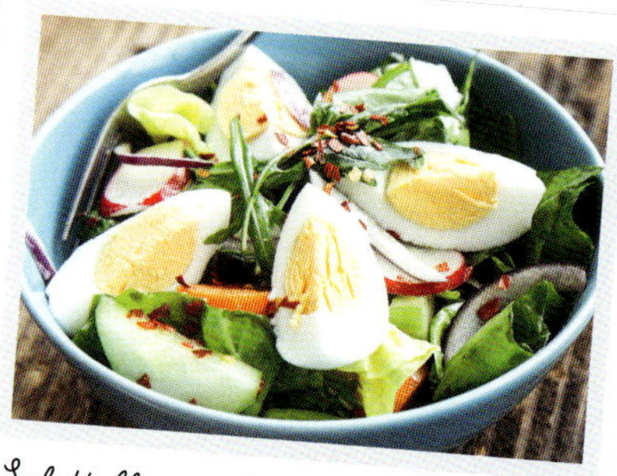

Salatteller mit hart gekochten Eiern

Zubereitung des Salats:
Blattsalate gründlich waschen und zerkleinern. Paprika waschen und in Streifen schneiden. Die Gurke schälen und in Scheiben schneiden. Die Radieschen ebenfalls waschen und in Scheiben schneiden. Blattsalate und Paprikastreifen vermischen und in 4 Portionen auf Tellern verteilen. Dann die Gurkenscheiben auf die Salatportionen legen. Die gekochten Eier jeweils achteln, das Eigelb beiseite legen, und die Eiweißstreifen auf den Salaten dekorieren.

Zubereitung der Marinade:
Zuerst die Eigelbe verquirlen, dann das Öl nach und nach dazugeben und gut verrühren. Danach Salz, Zucker und Essig dazugeben. Die Marinade getrennt zum Salat servieren.

Zutaten für das Pilz-Kartoffel-Gemüse:

- 600 g gemischte Waldpilze (nur selbst sammeln, wenn man Fachkenntnisse besitzt!),
- 40 g Butter,
- 400 g Kartoffeln,
- ¼ Liter Milch,
- ½ TL Salz,
- 1 TL Quendel,
- 1 TL Thymian

Zubereitung des Gemüses:
Kartoffeln schälen. Die Pilze gründlich säubern und klein schneiden. Nun die Kartoffeln weich kochen und anschließend zerstampfen.
Die Milch erhitzen und nach und nach unter die Kartoffelmasse mischen. Schaumig aufschlagen. Die Pilze etwa 5 Minuten in Butter andünsten und unter das Kartoffelpürree mischen. Dann mit Quendel und Thymian bestreuen. Zum Salat servieren.

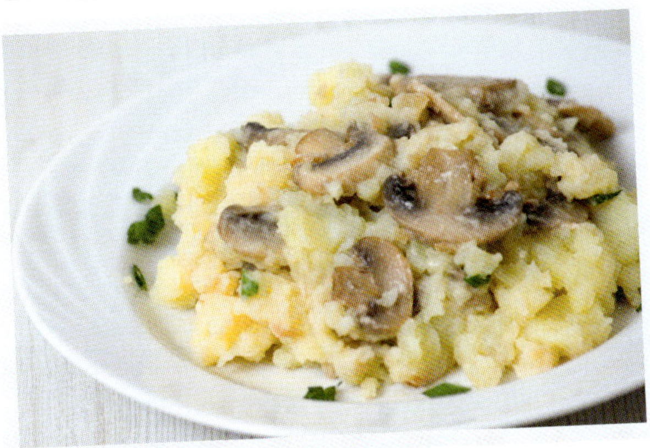

Pilz-Kartoffel-Gemüse

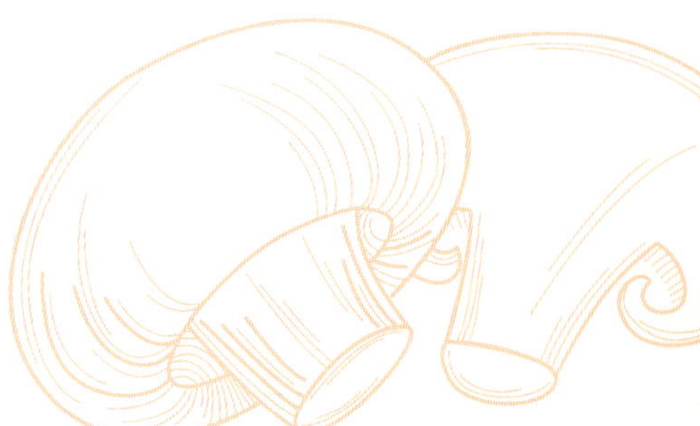

WIRSING-MAISROULADEN

Zutaten:

600 g Wirsing,
½ Liter Milch,
50 g Maisgries,
1 klein gehackte Zwiebel,
2 Eier,
1 EL Parmesan,
1 EL gehackter Beifuß,
1 Messerspitze gemahlener Kümmel,
Salz zum Abschmecken,
¼ Liter Gemüsebrühe,
40 g Butterschmalz

Zubereitung:

Den Wirsing Blatt für Blatt auseinandernehmen und säubern, dann die Mittelrippen herausschneiden und zur Seite legen.

Wasser zum Kochen bringen, die Wirsingblätter 5 Minuten hineinlegen, dann aus dem Wasser nehmen und einzeln auslegen.

Die Rippen der Wirsingblätter sowie mögliche weitere Gemüsereste klein hacken.

Die Milch zum Kochen bringen, den Maisgries einrühren und bei geringer Hitze rühren, bis ein dicker Brei entsteht, anschließend den Topf vom Herd nehmen.

Die Zwiebel glasig dünsten, vom Herd nehmen und mit Eiern, Beifuß, Kümmel, den klein gehackten Wirsingresten, Salz, Parmesan sowie dem Griesbrei vermischen. Nun die Masse gleichmäßig auf den Wirsingblättern verteilen. Diese dann zu Rouladen aufrollen und im vorgeheizten Backofen bei 180 Grad Umluft 10 Minuten in der Gemüsebrühe köcheln lassen.

Die Rouladen herausnehmen, auf Tellern verteilen und mit Butter sowie ein wenig Parmesan bestreuen. Dann servieren.

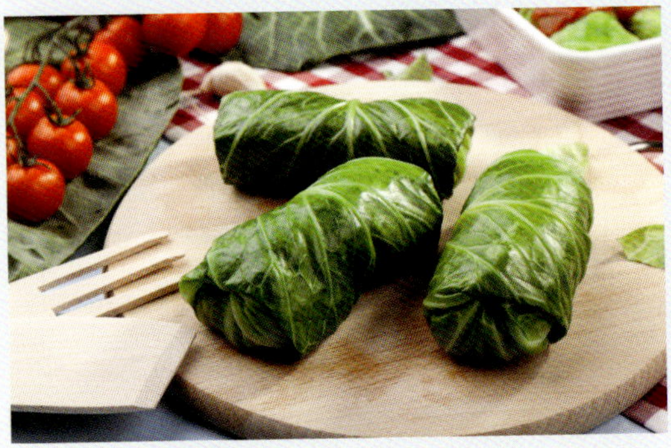

So sollten Sie die Wirsingblätter einrollen.

QUARKSOUFFLÉ

Zutaten:

100 g Quark,
3 Eigelb,
3 Eiweiß,
Abgeriebene Schale von ½ unbehandelten Zitrone,
20 g Honig,
Mark von ½ Vanilleschote,
10 g Vanillepuddingpulver,
30 g Zucker

Zubereitung:
Quark, Eigelb, Zitronenschale, Honig, Pudding-pulver und aus der Vanilleschote ausgekratztes Mark verrühren. Dann das Eiweiß zu Schnee schlagen, mit dem Zucker vermischen und unter die Quarkmasse ziehen. Masse in vier Backförmchen oder ausgebutterte und mit Zucker bestreute Kaffeetassen verteilen und 30 Minuten in einem Topf mit kochendem Wasser dämpfen. Während dieses Vorgangs Topf mit Deckel verschließen. Nach 30 Minuten Förmchen oder Kaffeetassen aus dem Wasserbad nehmen und auf einzelne Dessertteller stürzen.

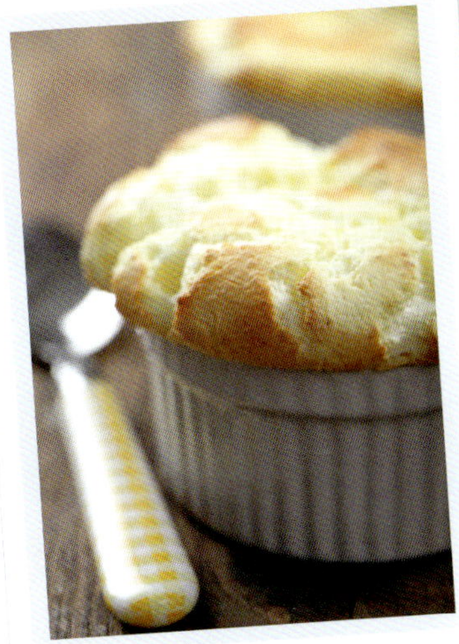

Quarksoufflé

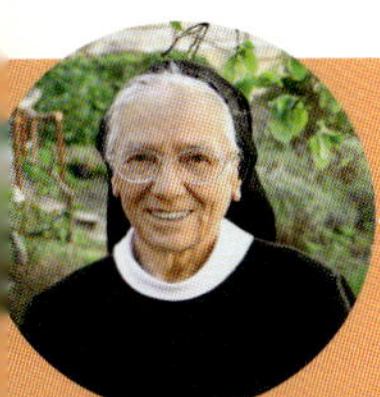

Schwester Fidelis' spezieller Tipp

Wer möchte, kann das Soufflé mit Fruchtsoße oder Kompott servieren.

APFELKÜCHERL

Zutaten:

8 Boskop-Äpfel,
Saft von ½ Zitrone und/ oder 1 EL Rum,
1 EL Zucker,
Zimt nach Geschmack,
2 EL Mehl,
4 gestrichene EL Mehl für den Ausbackteig,
1/8 Liter Milch,
4 Eigelb,
4 Eiweiß,
1 Prise Salz,
250 g Fett zum Ausbacken

Zubereitung:

Die 4 EL Mehl in eine Schüssel geben. Die gesamte Milch auf einmal dazu gießen und mit dem Schneebesen unter das Mehl mischen. (Die Milch nicht nach und nach unterrühren, da sonst Klumpen entstehen.)

Das Eiweiß zu Schnee schlagen. Nun Eigelb und Salz unter die Mehlmasse mischen und zum Schluss den Eischnee unterziehen.

Die Äpfel schälen, das Kerngehäuse entfernen und jeden Apfel in drei Scheiben schneiden. Zitronensaft oder Rum darüber träufeln.

Das Fett in einer Pfanne erhitzen. Nun die einzelnen Apfelringe zuerst in Mehl und dann im Ausbackteig wenden und sofort in der Pfanne ausbacken, bis beide Seiten goldbraun sind. Wer möchte, kann die Apfelringe vor dem Servieren mit Zimtzucker bestreuen.

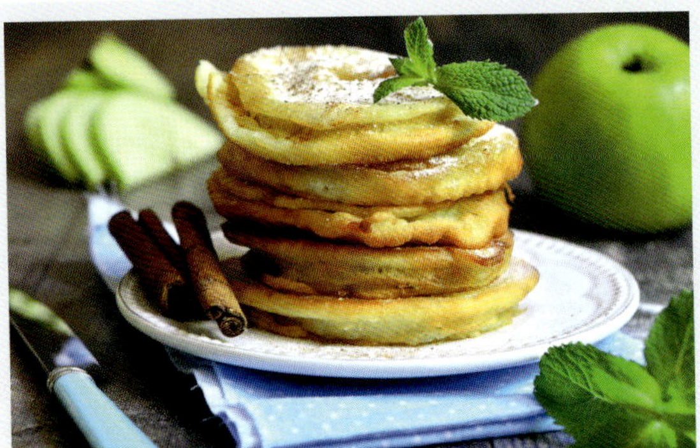

Apfelküchерl mit Zimtzucker

ZITRONEN-MELISSENPARFAIT

Zutaten:

1 Liter Vanille-Eis,
100 g geriebene Vollmilch-schokolade,
20 g Schokolade zum Schmelzen,
¼ Liter steif geschlagene Sahne,
2 EL sehr klein gehackte Zitronenmelissenblätter,
8 ganze Zitronenmelissenblätter

Zubereitung:

Das Vanille-Eis leicht antauen lassen. Schokolade, Sahne und Zitronenmelisse mit dem Eis vermischen, in vier Portionen teilen und diese nochmals mindestens 30 Minuten in das Gefrierfach stellen.

Vor dem Servieren die acht weiteren Zitronenmelissenblätter jeweils zur Hälfte in Schokolade tauchen, die vorher im Wasserbad oder in der Mikrowelle aufgelöst wurde. Die Blätter dann zur Dekoration der Eisportionen verwenden.

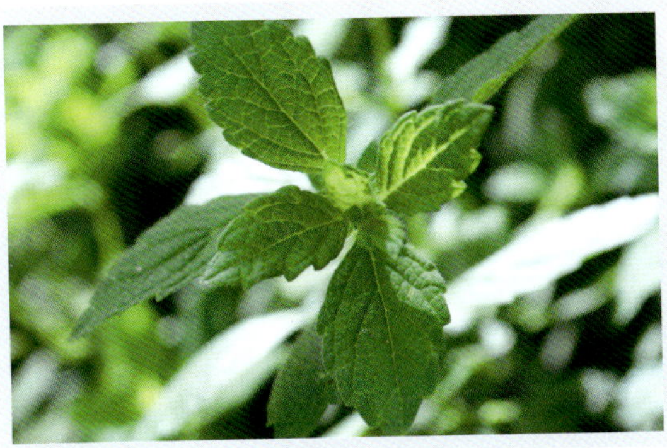

Melisse als Basis für das Parfait

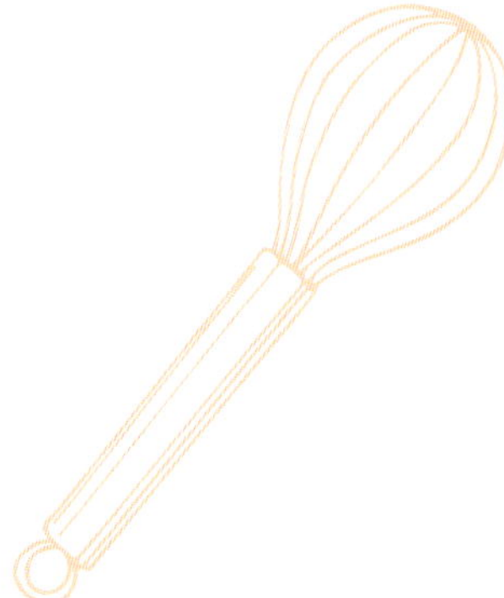

KARTOFFELSUPPE MIT HÜHNERFLEISCH UND FRANZOSENKRAUT

Zutaten:

200 g Kartoffeln,
150 g Topinambur,
1 Petersilienwurzel,
4 Hühnerbrüste,
1 klein gehackte Zwiebel,
40 g Butterschmalz,
1 Liter Wasser oder Gemüsebrühe,
½ TL Majoran,
1 Suppenteller fein gehackte, zarte Blätter des Franzosenkrauts,
2 TL Salz

Zubereitung:

Topinambur, Kartoffeln und Petersilienwurzel schälen und raffeln. Die Hühnerbrüste in feine Streifen schneiden. Die Zwiebel in Butterschmalz glasig dünsten, und danach die Hühnerbruststreifen darin anrösten. Mit Wasser oder Gemüsebrühe aufgießen, Topinambur, Petersilienwurzel und Kartoffeln dazugeben und 10 bis 15 Minuten kochen lassen, bis die Topinambur- und Kartoffelraspeln weich sind. Zum Schluss Majoran und Franzosenkraut in die Suppe geben und mit Salz abschmecken.

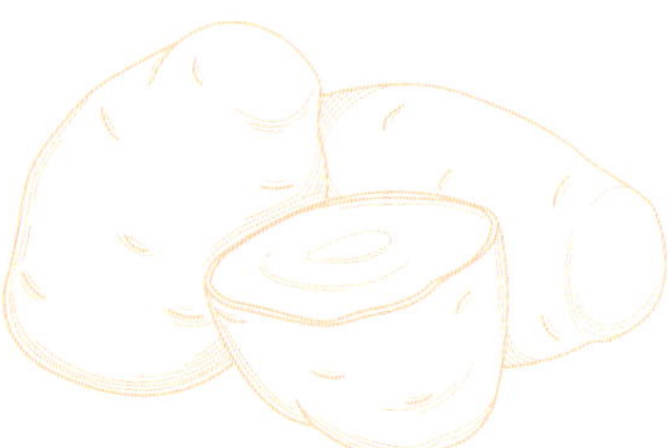

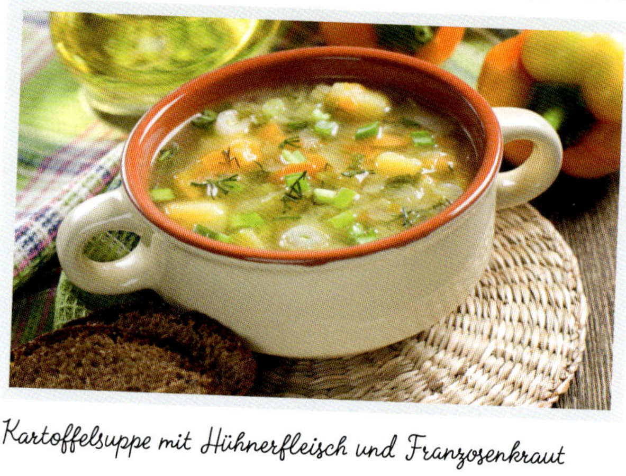

Kartoffelsuppe mit Hühnerfleisch und Franzosenkraut

TOMATENSUPPE MIT POCHIERTEM EI

Zutaten für die Suppe:
1 kg Tomaten, ½ Liter Gemüsebrühe, 2 EL fein gehackte Zwiebeln, 40 g Butter, 50 g Mehl, ¼ Liter süße Sahne, 1 TL Salz, 1 TL Zucker, 1 EL Essig, 1 TL klein gehacktes Basilikum

Zutaten für die pochierten Eier:
4 Eier, die zwischen 2 und 6 Tage alt sein sollten, ½ Liter Wasser, 2 EL Essig, ½ TL Salz

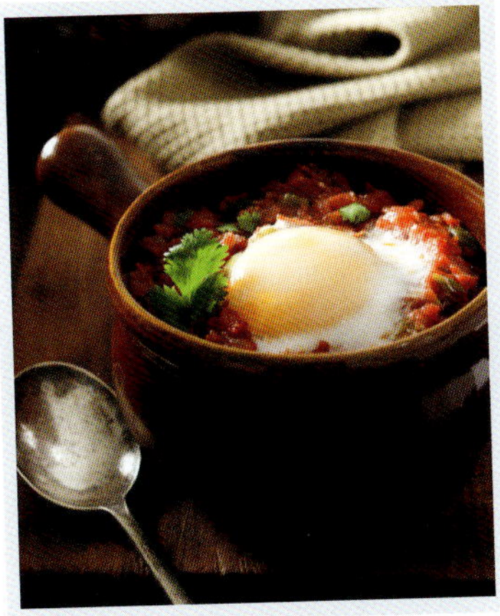

Tomatensuppe mit pochiertem Ei

Zubereitung der Suppe:
Die Tomaten klein schneiden und mit der Gemüsebrühe 5 Minuten kochen. Dann die Zwiebeln in Butter glasig dünsten, das Mehl dazugeben, anrösten, und diese Masse zu der Brühe mit den Tomaten geben. Alles vermischen, je nach Geschmack durch ein Sieb passieren, Sahne dazugeben und mit Salz, Zucker und Essig abschmecken. Tomatensuppe auf Teller verteilen, die pochierten Eier hineinlegen und zum Schluss mit dem Basilikum dekorieren.

Zubereitung der pochierten Eier:
Wasser, Essig und Salz zum Kochen bringen. Die Eier einzeln in einer Tasse aufschlagen und vorsichtig ins kochende Wasser gleiten lassen. Je nachdem, wie fest man das Eigelb wünscht, etwa 3 bis 4 Minuten ziehen lassen.

BLATTSALATE MIT TRAUBEN

Zutaten für den Salat:

200 g Lollo Rosso,
100 g Rucola,
100 g Gemüsesprossen-mischung (Gemüseladen oder Supermarkt),
100 g blaue oder grüne Trauben, 1 EL Walnüsse
10 g Butter

Zutaten für die Marinade:

½ TL Salz,
½ TL Zucker,
1 EL Essig,
1 EL Öl

Zubereitung des Salats und der Marinade:
Die Trauben halbieren, und die Walnüsse in der Butter rösten. Salat zerteilen und waschen und die Salatblätter auf vier Tellern anrichten, dann die Gemüsesprossen, Traubenhälften und Walnüsse darauf dekorieren. Für die Marinade alle Zutaten vermischen und getrennt zum Salat servieren.

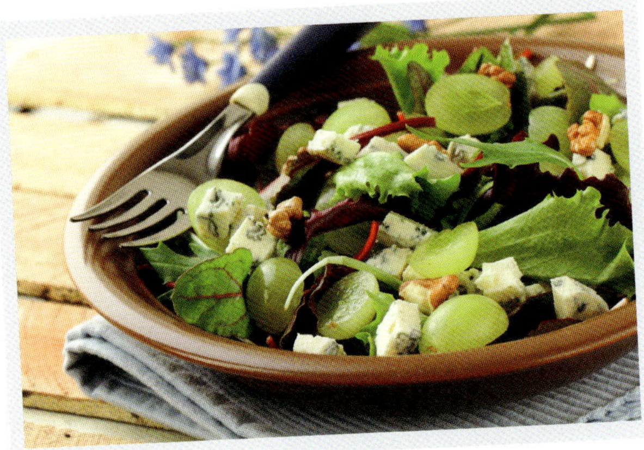

Den Salat gerne auch mit Käse verfeinern!

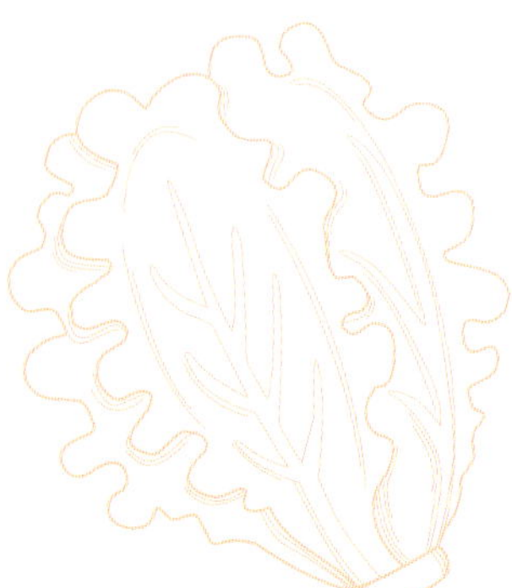

ZUCKERHUTSALAT MIT PREISELBEERDRESSING

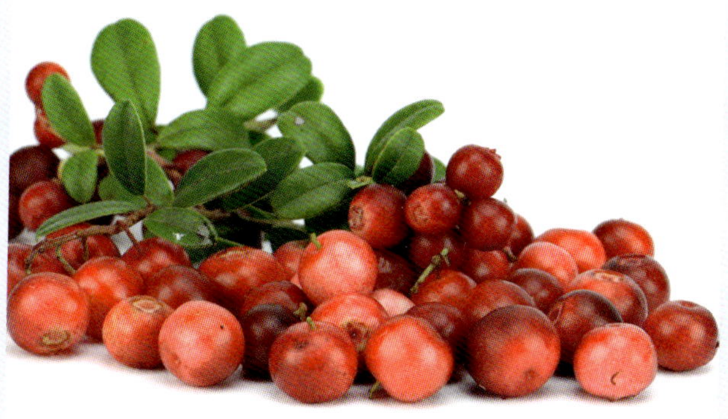

Preiselbeerdressing nach Belieben zum Salat servieren.

Zutaten für den Salat:
400 g Zuckerhut

Zutaten für die Marinade:
200 g frische Preiselbeeren,
1/8 Liter Wasser oder Weißwein,
2 EL Zucker, 2 EL Öl,
1 Prise Chilipfeffer,
Je nach Geschmack ergänzen:
4 EL Schmand oder Joghurt

Zubereitung des Salats:
Den Zuckerhut gut säubern und in feine Streifen schneiden.

Zubereitung der Marinade:
Die Preiselbeeren mit Wasser oder Weißwein und dem Zucker kurz aufkochen lassen. Dann Öl und Pfeffer dazugeben. Wer möchte, kann die Marinade mit 4 EL Schmand oder Joghurt verfeinern. Getrennt zum Zuckerhut servieren.

APFELSTRUDEL MIT VANILLESOSSE

Zutaten für den Teig:

250 g Mehl,
3 Eier,
1 TL Öl,
1 EL warmes Wasser,
1 Prise Salz

Zutaten für die Füllung:

100 g Semmelbrösel
2 EL Butter,
2 kg Äpfel (Boskop oder Kläräpfel),
Saft von ½ Zitrone,
50 g gehackte Haselnüsse,
30 g Sultaninen,
Zimt nach Geschmack,
Zucker oder Honig nach Geschmack

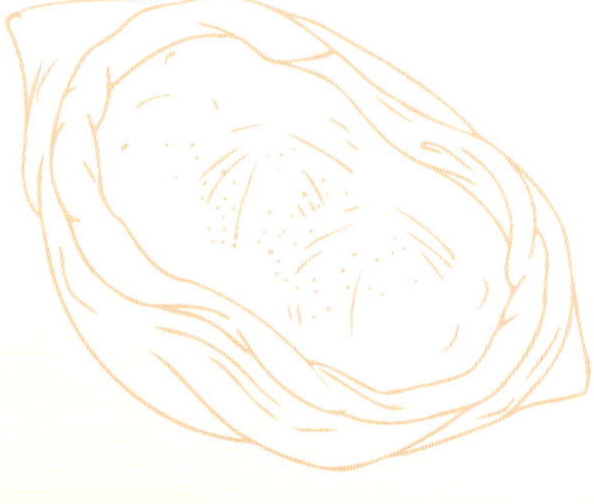

Zubereitung des Teigs:
Alle Zutaten vermischen und zu einem geschmeidigen Teig kneten. Mindestens eine Stunde ruhen lassen. Danach in vier Portionen teilen und jeweils auf einem Tuch sehr dünn ausrollen. Wer möchte, kann auch einen großen Apfelstrudel backen und ihn später portionieren.

Zubereitung der Füllung:
Die Äpfel schälen und in feine Scheiben schneiden. Mit dem Zitronensaft beträufeln, anschließend mit den Haselnüssen und den Sultaninen vermischen. Mit Zimt und Zucker oder Honig abschmecken.
Die Semmelbrösel in der Butter anrösten und auf den ausgerollten Teigflächen gleichmäßig verteilen.
Nun die Apfelmasse auf den mit Semmelbröseln belegten Teig geben. Die Teigteile mit Hilfe des Tuchs aufrollen. Mit ein wenig Butter bestreichen. Bei 200 Grad Umluft rund 30–40 Minuten (je nach Durchmesser des Strudels) im vorgeheizten Backofen backen.

Zutaten für die Vanillesoße:

10 g Vanillepuddingpulver,
½ Liter Milch,
Zucker nach Geschmack

Zubereitung der Vanillesoße:
Das Vanillepuddingpulver erst in ein wenig kalter Milch anrühren, dann die restliche Milch zum Kochen bringen. Das angerührte Puddingpulver in die kochende Milch geben und kurz aufkochen lassen. Mit Zucker oder Honig abschmecken.
In einem eigenen Gefäß zum Apfelstrudel servieren.

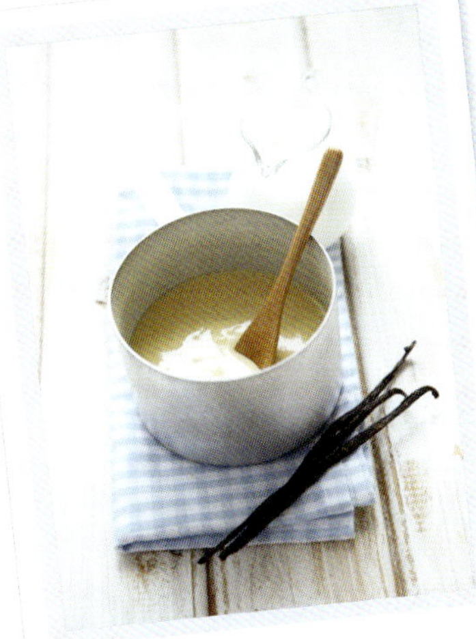

Vanillesoße anrichten und separat servieren

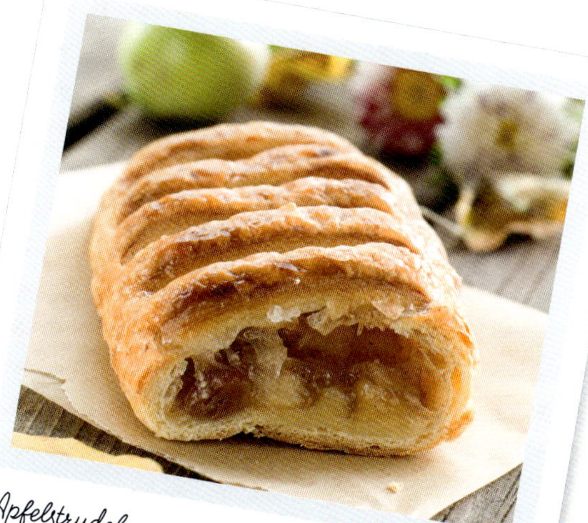

Apfelstrudel

GÄNSE- ODER ENTENBRATEN MIT FOLIENKARTOFFELN UND BLAUKRAUT

Zutaten für das Geflügel:

- 1,5 kg Geflügel,
- 2 Äpfel,
- 2 Liter Wasser,
- Salz,
- Beifuß

Zubereitung des Geflügels:
Geflügel am Vortag säubern und innen mit Salz und Beifuß einreiben, danach 24 Stunden kühl stellen. Am Tag der Zubereitung Äpfel waschen, vierteln und in den Bauch des Geflügels schichten. Das Geflügel in eine Kasserolle bzw. Bräter legen, das Wasser dazugießen und im vorgeheizten Ofen bei 220 Grad Umluft 1,5 bis 2 Stunden braten. Zwischendurch regelmäßig mit der entstandenen Flüssigkeit übergießen.

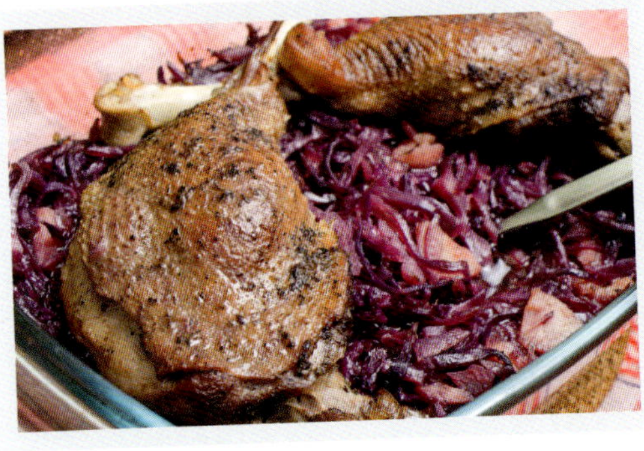

Gänsebraten mit Blaukraut

Nach der Bratzeit das Geflügel aus der Kasserolle nehmen und warm stellen. Das Fett-Wasser-Gemisch auf einer Herdplatte so lange nachkochen, bis das Wasser verdampft und am Boden der Kasserolle eine Kruste entstanden ist. Dann das Fett abgießen, zur Kruste ½ Liter Wasser geben, aufkochen lassen, ggf. zum Binden 1 TL in Wasser angerührte Speisestärke oder Soßenbinder dazugeben. Die Soße zum Geflügel servieren.

Zutaten für die Folienkartoffeln:
8 mittelgroße Kartoffeln,
Salz,
Rosmarin,
8 Stücke Alufolie,
Öl zum Bestreichen der Folien

Zutaten für das Blaukraut:
600 g Blaukraut,
in feine Streifen geschnitten,
½ Liter Rotwein.
1 TL Salz,
2 Äpfel,
Fett zum Anbraten,
1–2 TL Essig,
8 Apfelringe,
4 EL Preiselbeermarmelade

Zubereitung der Folienkartoffeln:
Kartoffeln schälen, Alufolien mit Öl bestreichen, je eine Kartoffel auf eine Folie legen, salzen und mit gehacktem Rosmarin bestreuen. Danach die Folien verschließen, auf den Bratrost legen und die letzten 45 Minuten des Geflügelbratvorgangs mitgaren. Vor dem Servieren Alufolie entfernen.

Zubereitung des Blaukrauts:
Die beiden Äpfel waschen und in Würfel schneiden. Zusammen mit dem Blaukraut, dem Salz, dem Rotwein und dem Fett 20 Minuten im geschlossenen Topf garen. 5 Minuten vor Ende der Garzeit Essig dazugeben, und die Apfelringe auf das Blaukraut legen. Alles zusammen dünsten. Beim Servieren die Apfelringe auf dem Blaukraut anrichten und in der Mitte mit Preiselbeermarmelade füllen.

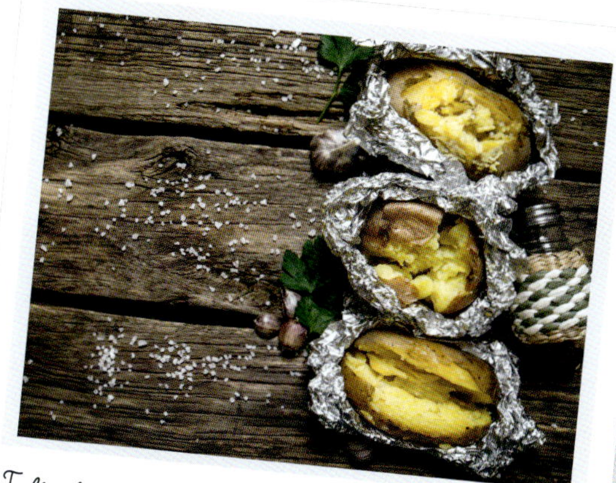

Folienkartoffeln mit Kräutern verfeinern!

SAUERBRATEN MIT SEMMELKNÖDELN

Zutaten für den Sauerbraten:

¼ Liter Rotwein,
¼ Liter Wasser,
4 EL Essig,
1 Möhre,
1 Zwiebel,
½ Stange Lauch,
½ Petersilienwurzel,
2 Lorbeerblätter,
1 Zweig Thymian,
600 g Rindfleisch von der Schulter,
40 g Fett oder Öl,
1 EL Mehl

Zubereitung des Sauerbratens:
Das Gemüse in Würfel schneiden, danach sämtliche Zutaten (außer Fett und Mehl) in ein abdeckbares Gefäß geben und das Fleisch vier bis sechs Tage darin einlegen. Kühl stellen. Je länger es eingelegt wird, desto intensiver ist der säuerliche Geschmack. Nach der Einlegephase Fleisch herausnehmen, rundum im Fett anbraten, anschließend die Beize dazugeben und alles etwa 80 Minuten auf dem Herd oder im Backofen bei 220 Grad Umluft schmoren lassen. Deckel dabei auf dem Topf lassen. Zum Schluss das Fleisch herausnehmen und die Soße durch ein feines Sieb passieren. Das Mehl mit 2 EL Wasser anrühren und mit der Soße vermischen. Soße und Fleisch getrennt servieren.

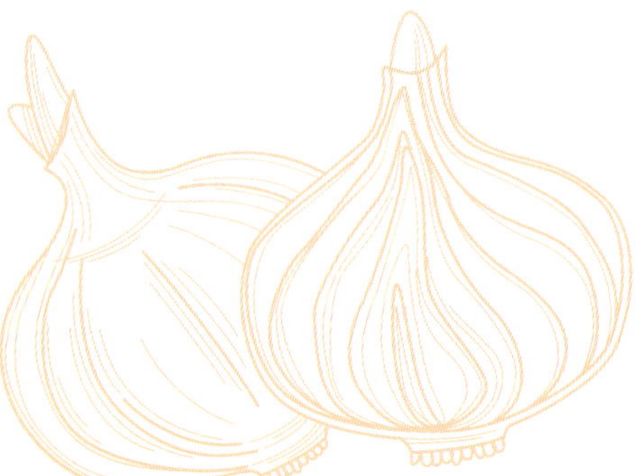

Zutaten für die Semmelknödel:

- 8 trockene Semmeln,
- 1/8 Liter Milch,
- 4 Eier,
- 50 g Mehl,
- ½ Zwiebel,
- 40 g Butter oder Schmalz oder Öl,
- 2 Gierschblätter,
- 1 Zweig Petersilie,
- 1 Messerspitze Salz,
- 1 EL Öl

Zubereitung der Semmelknödel:
Semmeln in kleine Würfel schneiden. Milch und Eier verquirlen, über die Semmelstückchen gießen und etwa 15 Minuten stehen lassen.
Die halbe Zwiebel in Würfel schneiden, in dem Fett glasig dünsten. Aus der Pfanne nehmen, Mehl, Salz und die klein gehackten Kräuter darunter mischen und alles mit der Semmelmasse verkneten. Nochmals 10 Minuten stehen lassen. Nun die Masse zu Knödel formen. Wasser zum Kochen bringen, 1 TL Salz dazugeben, anschließend die Knödel ins kochende Wasser geben und so lange köcheln lassen, bis sie sich zu drehen beginnen. Dann sind die Knödel verzehrbar. Aus dem Wasser nehmen und servieren.

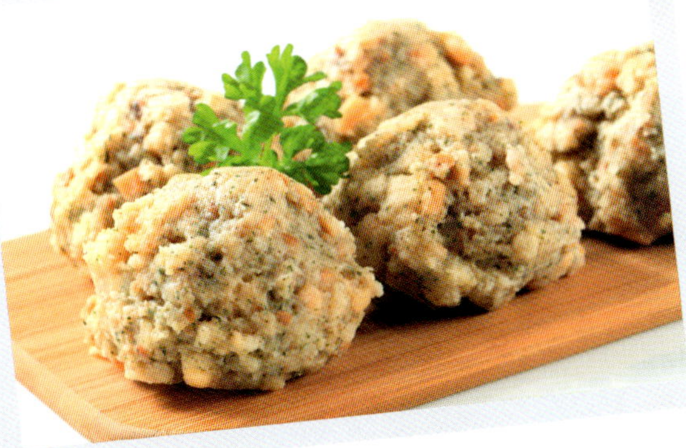

Semmelknödel

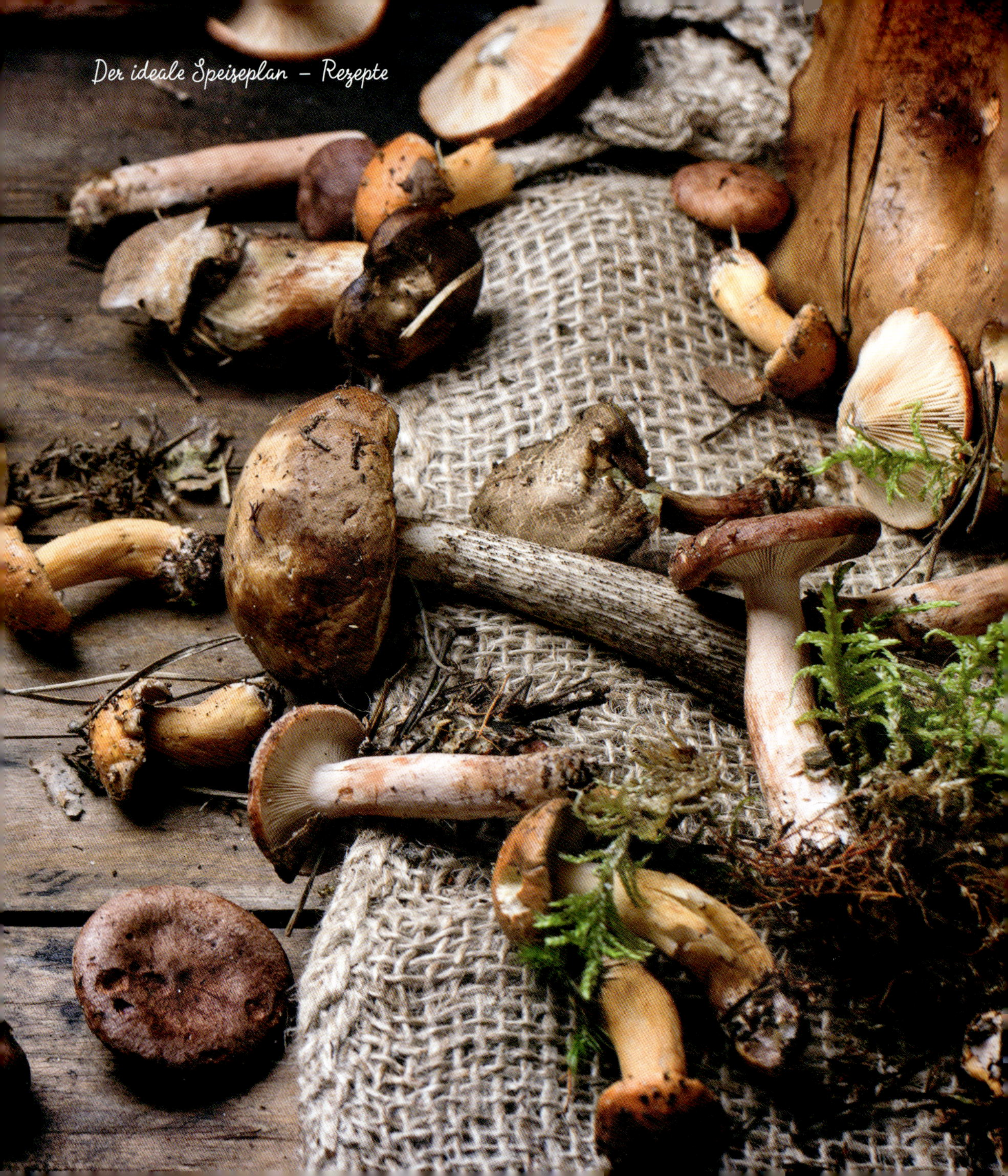

PILZE MIT SEMMELAUFLAUF

Zutaten für die Pilze:

800 g Pilze, wahlweise Steinpilze, Pfifferlinge, Champignons oder Egerlinge oder eine Mischung aus verschiedenen Pilzarten,
20 g Fett, wahlweise Butter, Schmalz oder Öl,
40 g Grünkernmehl,
1/8 Liter Sahne,
Salz nach Geschmack,
1 EL klein gehackte Petersilie

Zutaten für den Semmelauflauf:

400 g trockene Semmeln,
Butter zum Ausfetten der Auflaufform,
6 Eier,
½ Liter Milch,
Salz,
Kräuter der Jahreszeit, z.B. Quendel, Schnittlauch, Petersilie oder Basilikum

Zubereitung des Pilzragouts:
Die Pilze mit dem Messer oder einer kleinen Bürste gründlich säubern, jedoch nicht waschen, da sie sonst zu viel Wasser aufnehmen. Anschließend in Scheiben schneiden, ins heiße Fett geben und bei starker Hitze rasch anbraten. Nun das Grünkernmehl mit der Sahne verrühren und unter die Pilze mischen. Kurz einkochen lassen, wenn die Masse zu dick ist, ggf. noch Wasser dazugeben, danach salzen. Vor dem Servieren mit Petersilie dekorieren.

Zubereitung des Semmelauflaufs:
Semmeln in Scheiben schneiden und in eine gefettete Auflaufform legen.
Eier, Milch, Salz und Gewürze mit dem Schneebesen gründlich vermischen, und die Masse über den Semmelscheiben verteilen.
Im vorgeheizten Backofen bei 200 Grad Umluft etwa 30 Minuten backen, bis die Flüssigkeit gestockt ist.

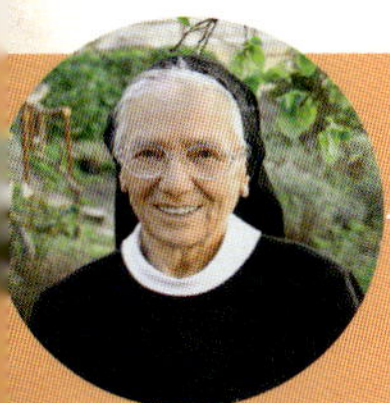

Schwester Fidelis' spezieller Tipp

Statt mit Semmeln kann man den Auflauf auch mit 200 g gekochtem Reis oder 200 g gekochten Teigwaren herstellen wie oben beschrieben.

CHINAKOHLAUFLAUF

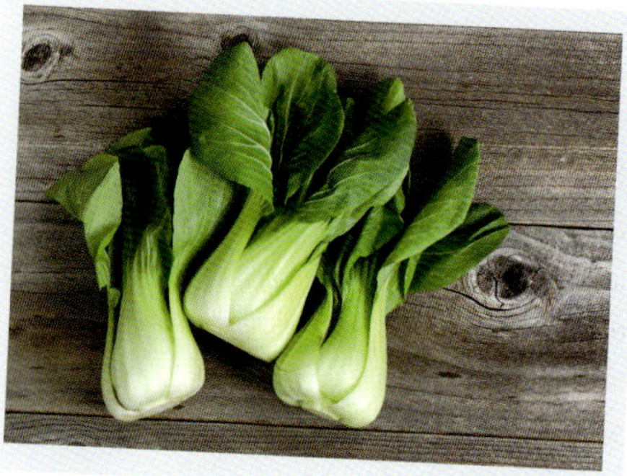

Chinakohl

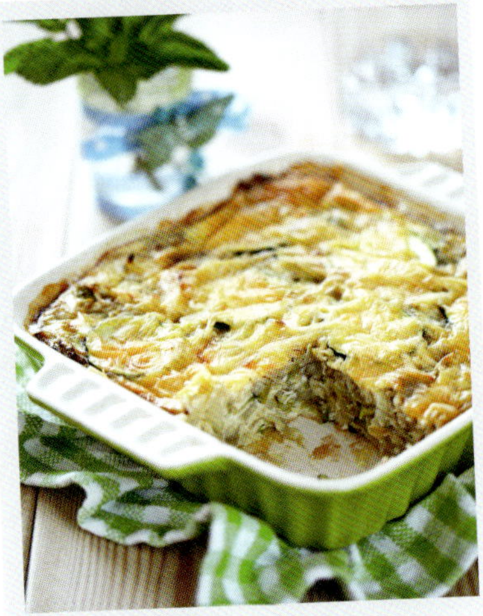

Serviervorschlag: Mit Käse als überbackenen Auflauf zubereiten

Zutaten:

300 g Chinakohl,
¼ Liter Gemüsebrühe,
3 Eier,
100 g Pinienkerne,
50 g Dinkelschrot,
1 TL Salz,
1 TL Bohnenkraut,
Butter zum Ausfetten der Auflaufform

Zubereitung:

Den Chinakohl in einzelne Blätter zerteilen. Gründlich waschen. Dann die Gemüsebrühe und die Chinakohlblätter in eine Kasserolle geben und im vorgeheizten Backofen bei 200 Grad Umluft 8 Minuten garen. Dinkelschrot, Salz, Bohnenkraut, Eier, Pinienkerne und etwas Gemüsebrühe aus der Kasserolle miteinander vermischen. Nun abwechselnd eine Lage Chinakohlblätter und eine Lage der Mischung in einer gebutterten Auflaufform aufeinanderschichten. Unterste und oberste Schicht sollte jeweils Chinakohl sein. Im vorgeheizten Backofen bei 180 Grad Umluft 15 Minuten garen. Portionsweise servieren.

GEBACKENES ZANDERFILET

Zutaten:

800 g Zanderfilet – je nach Geschmack auch anderer Fisch wie Heilbutt, Scholle, Kabeljau,
Saft von 1 Zitrone,
1 TL Salz,
1 Prise Pfeffer,
2 EL Mehl,
40 g Butterschmalz

Zubereitung:

Die Fischfilets mit Zitrone beträufeln. Nun salzen, pfeffern, in Mehl wenden und im heißen Fett von beiden Seiten ausbacken. Dabei die Innenseiten der Filets zuerst gar backen, dann die Außenseiten, denn wenn man die Außenseiten zuerst backt, tritt durch die poröseren Poren der Innenseiten zu viel Fischsaft aus.
Man kann dazu den Blumenkohl-Brokkoli-Flan (siehe S. 118) servieren.

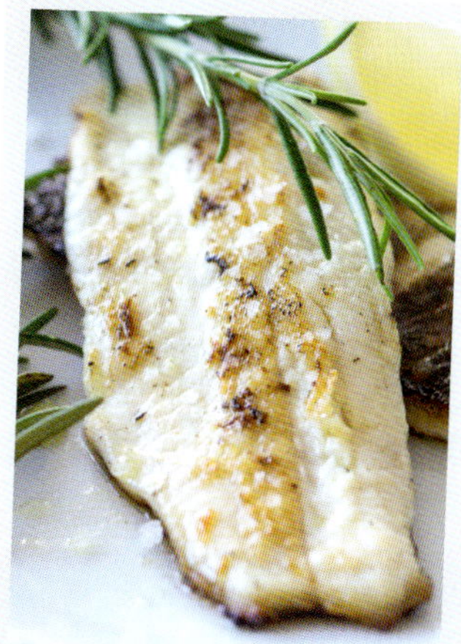

Zanderfilet

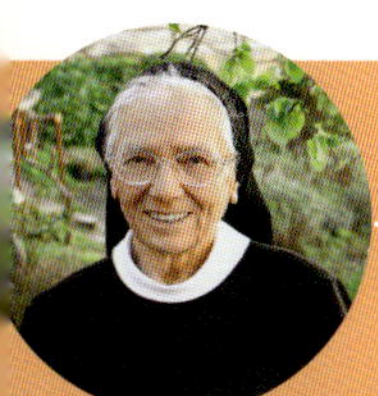

Schwester Fidelis' spezieller Tipp

Filets nicht mehrmals wenden, da sie sonst auseinander brechen.

BUCHTELN MIT HOLUNDERMUS

Zutaten für die Buchteln:

250 g Mehl,
10 g Hefe,
1/8 Liter Milch,
1 Prise Salz,
25 g Zucker,
1 Ei,
Saft von ½ Zitrone,
Ein wenig Schale von
1 ungespritzten Zitrone,
40 g Butter, geschmolzen

Zubereitung der Buchteln:
Für den Hefeteig die Milch leicht anwärmen, aber auf keinen Fall erhitzen oder gar zum Kochen bringen.
Die Hefe in der Milch verrühren und mit allen anderen Zutaten vermischen. Den entstandenen Teig abschlagen und diesen in einer mit einem Tuch abgedeckten Schüssel an einem warmen Platz gehen lassen, bis er das dreifache Volumen hat.
Dann den Teig durchkneten, eine Rolle formen und nochmals abgedeckt gehen lassen bis zum eineinhalbfachen Volumen.

Danach aus dem Teig Kugeln in der Größe von Semmeln formen, und diese in eine mit flüssiger Butter ausgefettete Reine setzen. Mit der restlichen flüssigen Butter die Kugeln bestreichen und bei 50 Grad Umluft so lange im vorgeheizten Backofen lassen, bis sie das vierfache Volumen erreicht haben. Dann die Temperatur auf 200 Grad Umluft erhöhen und die Buchteln weitere 30 Minuten im Backofen lassen.

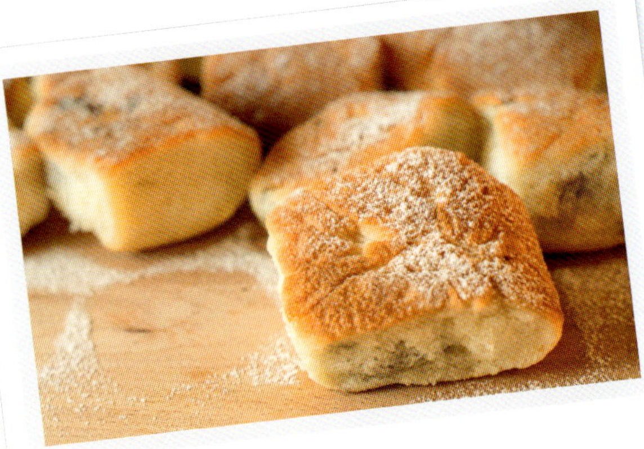

Buchteln frisch aus dem Ofen.

Zutaten für das Holundermus:

- 100 g Roggenbrot
- 400 g einzelne Holunderbeeren,
- 200 g Pflaumen,
- 2 Birnen,
- 1 Apfel,
- 1 L Wasser,
- Ca. 50 g Zucker – je nach Geschmack,
- 50 g Butterschmalz,
- 2 EL Roggenmehl

Zubereitung des Holundermus':
Das Roggenbrot in feine Scheibchen schneiden, in Butterschmalz knusprig braten und zur Seite stellen.
Pflaumen, Birnen und Apfel klein schneiden. Mit den Holunderbeeren, Wasser, Zucker und Mehl vermischen und 15 Minuten kochen.
Auf den Roggenbrotscheibchen anrichten und zu den Buchteln servieren.

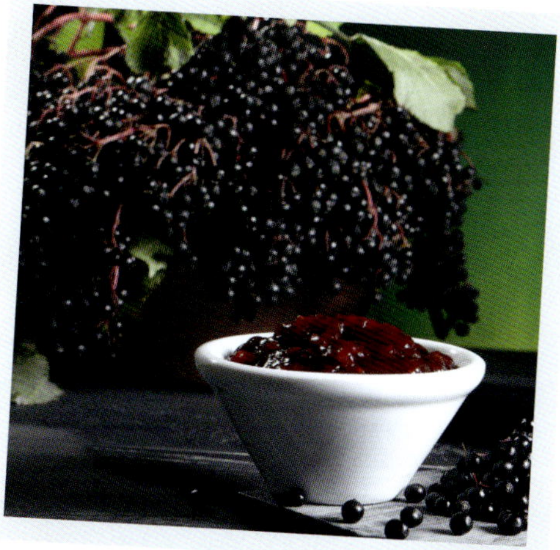

Holundermus

BLUMENKOHL-BROKKOLI-FLAN

Zutaten:

600 g Mischung von Blumenkohl und Brokkoli,
1 Liter Wasser,
1/8 Liter süße Sahne,
1/8 Liter Gemüsebrühe,
4 Eier, 1 TL Salz,
1 Messerspitze geriebener Muskat, 1 TL Bohnenkraut

Zubereitung:

Das Gemüse säubern, leicht zerkleinern und gar kochen. Nun in Röschen zerteilen und diese in gefettete kleine Auflaufförmchen legen. Am schönsten sieht es aus, wenn man dabei die grünen Brokkoli- und die weißen Blumenkohlröschen abwechselnd nebeneinanderlegt. Das restliche Gemüse im Mixer pürieren. Sahne, Gemüsebrühe, Eier, Muskat, Salz und Bohnenkraut daruntermischen, und die Masse zu den Gemüseröschen in die Auflaufform füllen. Nun die Förmchen in einem zugedeckten Topf im Wasserbad 15 bis 20 Minuten stocken lassen. Dann die Auflaufförmchen stürzen, und den Flan servieren. Der Flan passt gut zum Zanderfilet (siehe S. 115).

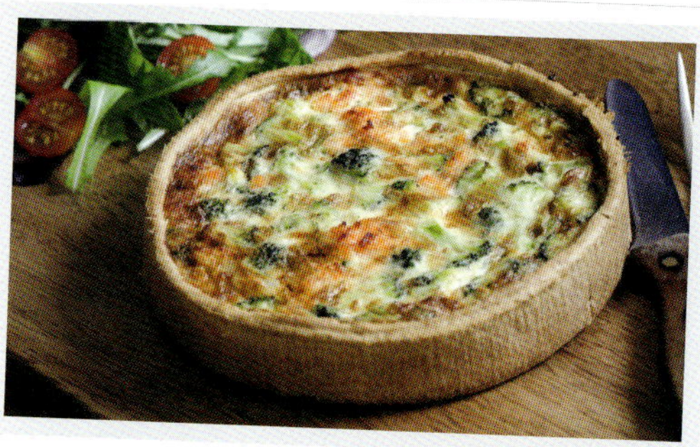

Überbackener Blumenkohl-Brokkoli-Flan

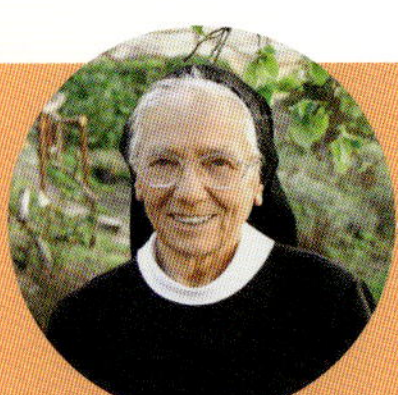

Schwester Fidelis' spezieller Tipp

Wer keine Auflaufförmchen besitzt, kann stattdessen auch Porzellantassen verwenden.

GEDÜNSTETES WEISSKRAUT

Zutaten:

40 g Butterschmalz,
1 klein gehackte Zwiebel,
600 g Weißkraut, fein geschnitten,
¼ Liter Wasser,
1–2 TL Salz,
½ TL Kümmel, ggf. gemahlen,
1 Schuss Weißwein

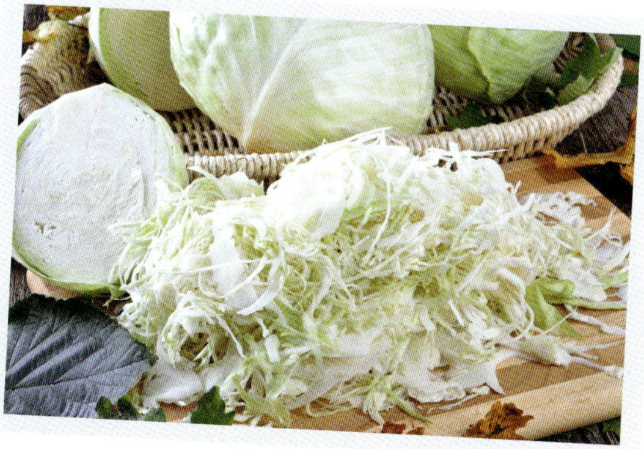

Weißkraut roh

Zubereitung:
Das Butterschmalz erhitzen und die Zwiebel darin glasig dünsten. Dann das Weißkraut dazugeben und mit dem Wasser aufgießen. Anschließend Salz, Kümmel und Weißwein ergänzen und zusammen 20 Minuten kochen lassen. Dann servieren. Das Kraut passt beispielsweise zum Sauerbraten (S. 110).

KÜRBIS-BIRNEN-KOMPOTT

Zutaten:

400 g Kürbis,
200 g Birnen,
50 g Mandelblättchen,
40 g Butter,
1/8 Liter Weißwein,
1 Messerspitze Zimt

Zubereitung:

Kürbis und Birnen schälen und in Würfel oder schmale Streifen schneiden. In dem mit Zimt vermischten Weißwein einmal kurz aufkochen lassen und anschließend auf Desserttellern portionieren.
Die Mandeln in Butter goldgelb rösten und auf den Fruchtscheiben verteilen. Am besten warm servieren.

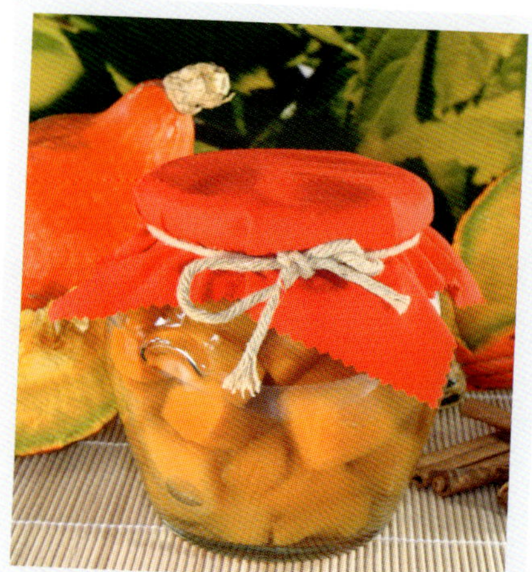

Aufbewahrung im gut verschlossenen Glas

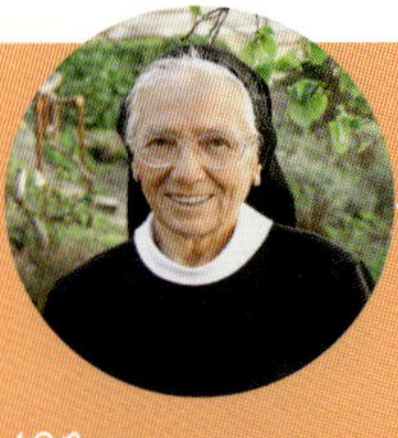

Schwester Fidelis' spezieller Tipp

Das Kürbis-Birnen-Kompott eignet sich auch gut als Beilage für den Gänse- oder Entenbraten (siehe S. 108).

ZWETSCHGEN MIT MARZIPAN IN KARAMELLRAHM

Zutaten:
20 Zwetschgen,
50 g Marzipan,
50 g Zucker,
¼ Liter süße Sahne

Zubereitung:
Die Zwetschgen gut waschen, danach zur Hälfte aufschneiden, entkernen, und die entstandene Lücke mit Marzipan füllen.
Die Früchte im vorgeheizten Backofen bei 180 Grad Umluft 3 Minuten erhitzen. Dann warm stellen.
Nun den Zucker im Topf karamellisieren, das heißt so lange erhitzen, bis er Blasen wirft – Vorsicht vor Spritzern, Zucker wird sehr heiß! –, dann mit der Sahne ablöschen. Zum Schluss die Zwetschgen auf vier Tellern anrichten und mit der Zucker-Sahne-Soße übergießen. Wer möchte, kann noch etwas Vanille-Eis dazu servieren.

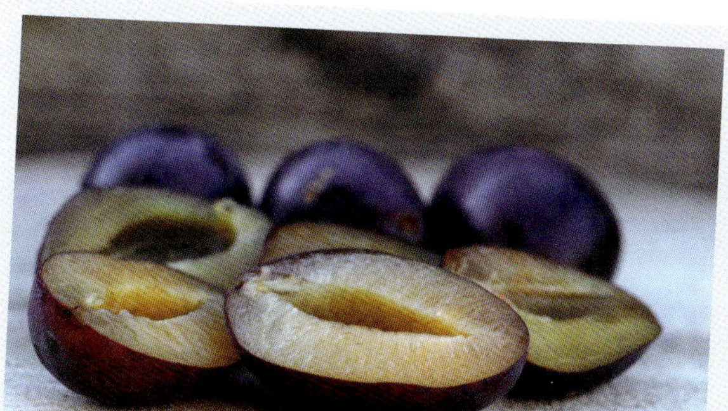

Zwetschgen zur Hälfte aufschneiden

FLAMBIERTER PFANNKUCHEN MIT EBERESCHENMUS

Zutaten für den Pfannkuchen:

125 g Mehl, 1 Prise Salz,
1/8 Liter Milch, 3 Eier,
10 g Butterschmalz

Zutaten für das Ebereschenmus:

500 g Ebereschenbeeren
oder Johannisbeeren,
50 g Zucker,
1/8 Liter Wasser,
4 EL Rum

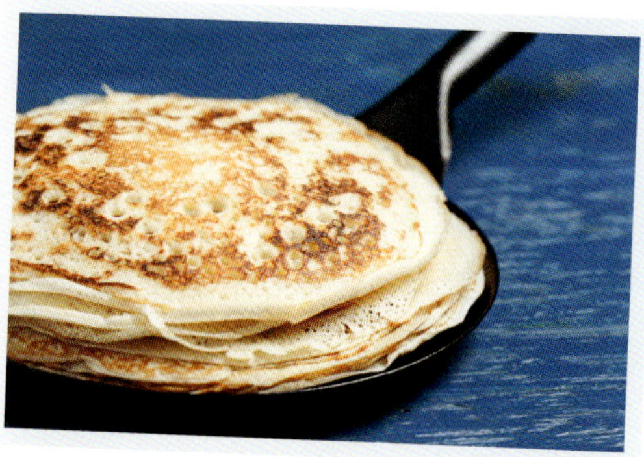

Pfannkuchen

Zubereitung des Pfannkuchens:
Das Mehl in eine Schüssel geben, etwa die Hälfte der Milch in einem Schwung dazugießen und glatt rühren. Dann die restliche Milch, die Eier und das Salz ergänzen und alles verquirlen. Die Masse portionsweise in der Pfanne als Pfannkuchen ausbacken.

Zubereitung des Ebereschenmus':
Die Früchte mit Wasser und Zucker rund 5 Minuten verkochen und durch ein feines Sieb passieren. Das Mus auf den Pfannkuchen verstreichen, diese zusammenrollen, in eine Auflaufform legen und mit einem Ebereschen- beziehungsweise Johannisbeerzweiglein dekorieren. Am Tisch den Rum über die Pfannkuchen gießen und flambieren.

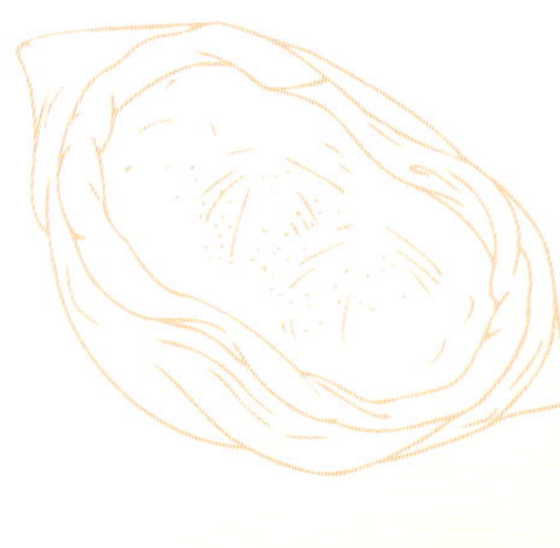

KÜRBISSUPPE IM KÜRBIS SERVIERT

Zutaten:

Ein Kürbis mit ca. 400 g Kürbisfleisch, ½ Stange Lauch, 40 g Butterschmalz, 2 Liter Gemüse- oder Fleischbrühe, 2 EL Mehl, 3 Eigelb, 1 EL Salbeiblätter, klein gehackt ¼ Liter süße Sahne

Zubereitung:

Den Kürbisdeckel an der Stielseite abschneiden. Das Kürbisfleisch vorsichtig herausnehmen, so dass der Kürbis nicht beschädigt wird. Die Kerne entfernen und trocknen.
Den Lauch klein schneiden, in Butterschmalz anrösten, Mehl einrühren und dann die Brühe, Salbei und 400 g Kürbisfleisch dazugeben. 20 Minuten kochen lassen, dann passieren und anschließend nochmals erhitzen. Nun das Eigelb mit der Sahne vermischen und in die kochend heiße Suppe einrühren. Zum Schluss die Suppe in den ausgehöhlten Kürbis füllen und servieren.

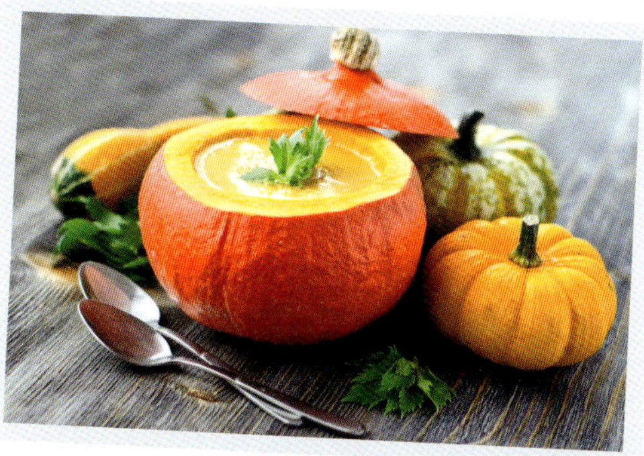

Serviervorschlag

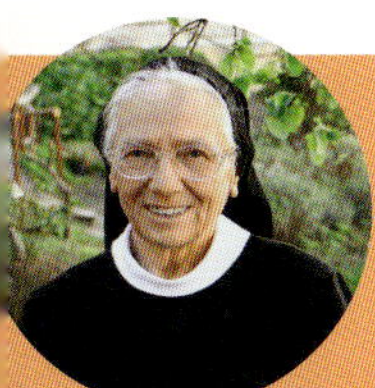

Schwester Fidelis' spezieller Tipp

Kürbiskerne kann man auf einem Teller an der Luft trocknen oder – wenn es rascher gehen soll – in den auf 100 Grad erhitzten Ofen legen. Wenn sie – nach etwa 30 Minuten – trocken sind, die Schalen entfernen, dann sind die Kerne verzehrbar.

FELDSALAT MIT GERÖSTETEN BROTWÜRFELN

Zutaten für den Salat:

400 g Feldsalat,
100 g Roggenbrot,
60 g Butterschmalz

Zutaten für das Dressing:

1 EL klein geraspelter Sellerie,
1 EL klein geraspelte Möhren,
1 EL klein geraspelter Blumenkohl,
1 EL klein geraspeltes Weißkraut,
½ zerdrückte Knoblauchzehe,
1 EL Kräuteressig, 1 EL Öl,
1 Prise Salz, ½ TL Zucker

Zubereitung:

Den Salat säubern und auf Teller anrichten. Das Roggenbrot in Würfel schneiden und in Butterschmalz knusprig backen. Kurz vor dem Servieren auf dem Salat verteilen.
Für die Zubereitung des Dressings alle Zutaten miteinander vermischen. Das Dressing getrennt zum Salat servieren.

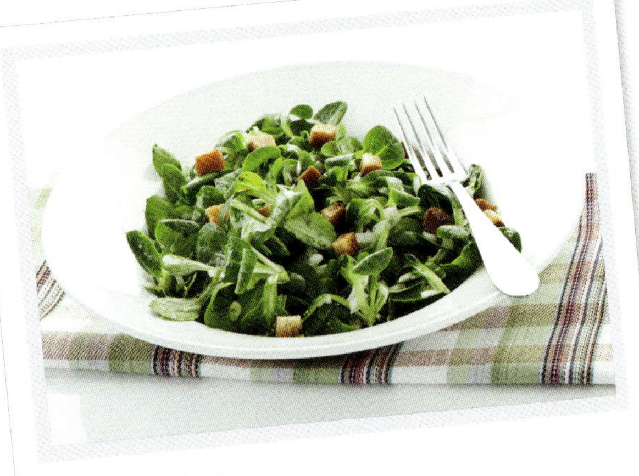

Frischer Feldsalat

BAYERISCHER ENDIVIEN-KARTOFFELSALAT

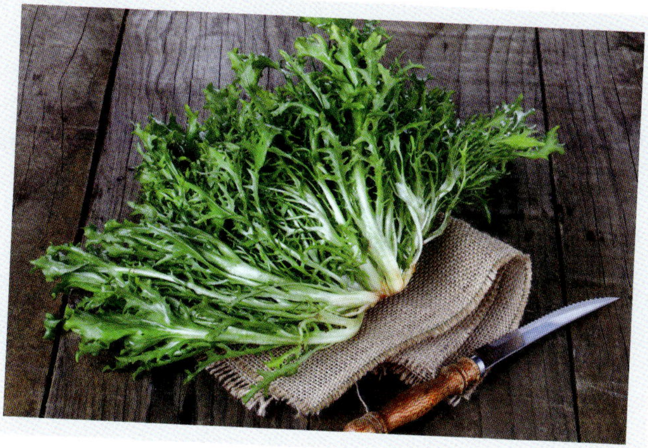

Frischer Endiviensalat

Zutaten:

600 g Pellkartoffeln,
½ klein gehackte Zwiebel,
Etwas Butterfett zum Andünsten der Zwiebel,
¼ Liter heiße Fleischbrühe,
½ TL Zucker, 3 EL Essig, 1 TL Salz,
1 EL Salatöl, Pfeffer nach Geschmack,
200 g Endiviensalat

Zubereitung:

Die Kartoffeln weich kochen, abpellen und in Scheiben schneiden. Anschließend die Zwiebelstückchen glasig dünsten, zu den Kartoffelscheiben geben, alle weiteren Zutaten ergänzen und vermischen. Endiviensalat säubern, in feine Streifen schneiden und unter den warmen Kartoffelsalat mischen. Warm servieren. Auch als Beilage geeignet.

KARPFEN AUF GEMÜSEBETT

Zutaten für den Salat:

1,5 kg Karpfen – ausgenommen und geschuppt, 600 g gemischtes Gemüse, bestehend aus Zwiebeln, Sellerie, Möhren und Lauch,
400 g Kartoffeln,
1 EL Dill,
¼ Liter Gemüsebrühe,
1 EL Essig,
Salz nach Geschmack,
Saft von 1 Zitrone

Zubereitung:
Gemüsemischung schälen und klein raffeln. Die Kartoffeln in feine Scheiben schneiden. Nach Geschmack salzen sowie ½ EL Dill dazugeben. Gemüse in eine Kasserolle bzw. einen Bräter legen, die Kartoffeln darauf schichten, die Gemüsebrühe ergänzen und alles im vorgeheizten Backofen bei 220 Grad Umluft 25 Minuten garen.
In der Zwischenzeit den Karpfen kurz abspülen, innen salzen, mit dem Zitronensaft beträufeln sowie den restlichen Dill auf dem Fisch verteilen.
Nachdem das Gemüsebett 25 Minuten gegart hat, den Fisch darauf legen und mit 1 EL Essig übergießen. Weitere 30 Minuten mit dem Gemüse und den Kartoffeln garen.
Der Fisch ist dann verzehrbar, wenn sich das Fischfleisch am Genick einfach vom Rückgrat lösen lässt.

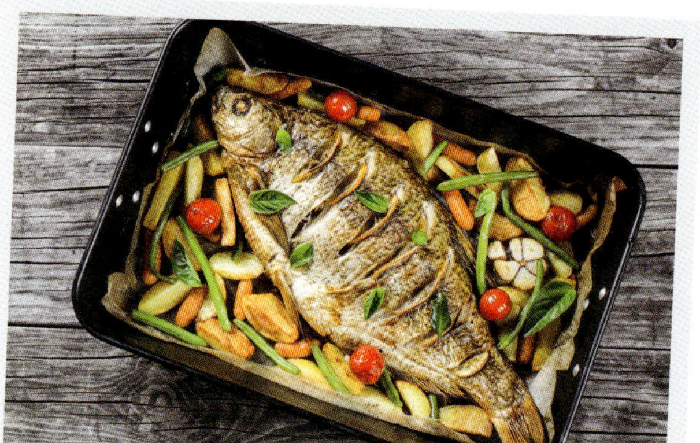

Karpfen auf Gemüsebett

ALTERNATIVE: MARONEN AUF GEMÜSEBETT

Zutaten für den Salat:

600 g gemischtes Gemüse wie links,
400 g Kartoffeln,
Salz,
¼ Liter Gemüsebrühe,
½ TL Dill,
1 kg gekochte und geschälte Maronen

Zubereitung:
Zuerst die Maronen 25 Minuten in Wasser garen und danach schälen. Gemüse und Kartoffeln zubereiten wie auf S. 126 beschrieben. Maronen mit dem Gemüse vermischen, in einen Topf schichten, und die Kartoffelscheiben darauflegen. Zugedeckt 30 Minuten garen lassen.

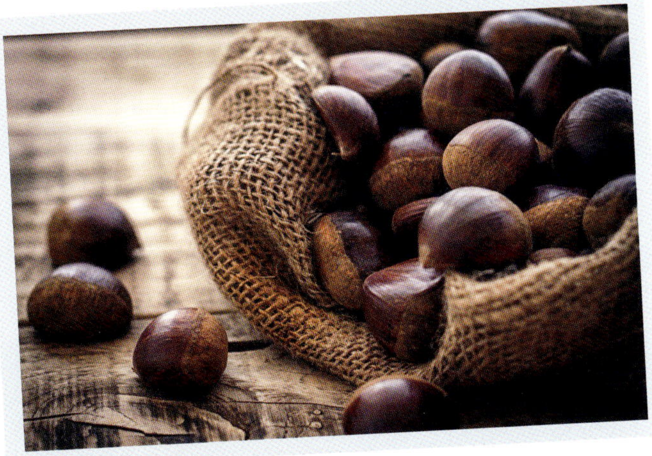

Maronen

KASSLER IM BROTTEIG

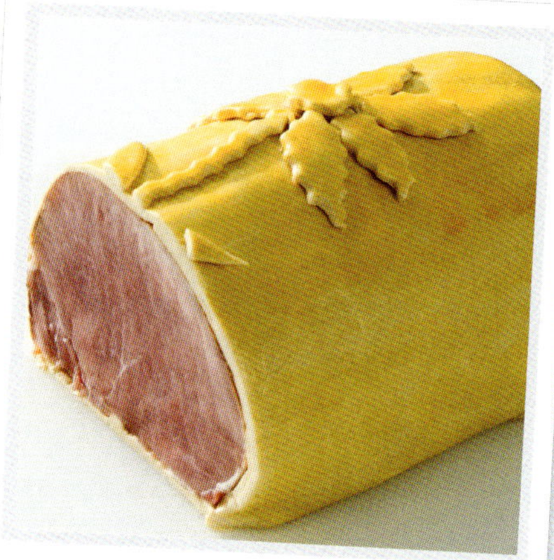

Kassler im Teigmantel

Zutaten:

600 g Kassler am Stück,
3 Wacholderbeeren,
1 Salbeiblatt, 5 g Hefe,
1/8 Liter Milch,
150 g weißes Mehl,
100 g Roggenmehl,
½ TL Salz, ½ TL Zucker,
½ TL Kümmel

Zubereitung:

Die Wacholderbeeren sowie den Salbei zerkleinern und das Kassler damit einreiben. Die Hefe in wenig warmer Milch anrühren und alle anderen Zutaten dazugeben. Zu einem geschmeidigen Teig verkneten. Den Teig in einer mit einem Tuch abgedeckten Schüssel warm stellen und bis zum dreifachen Volumen gehen lassen.

Dann nochmals kräftig kneten, eine Rolle formen und bis zum zweifachen Volumen gehen lassen. Nun den Teig ausrollen, das gewürzte Kassler in die Mitte legen und in den Teig einschlagen. Die „Nahtstelle", an der die Teigenden übereinanderlappen, sollte unten sein. Nun den Teig ein drittes Mal bis zum dreifachen Volumen gehen lassen. Anschließend im vorgeheizten Backofen bei 180 Grad Umluft 35 Minuten backen.

Statt des Kasslers kann man auch 400 g Schafskäse verwenden und diesen im Teig 30 Minuten im Ofen backen.

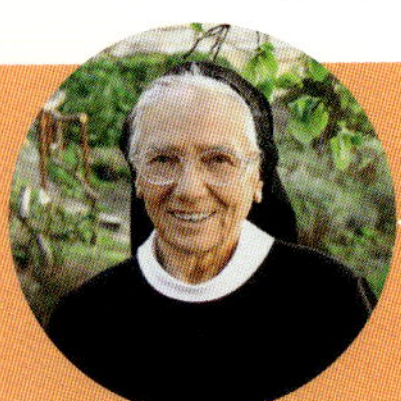

Schwester Fidelis' spezieller Tipp

Handwärme ist gut für den Hefeteig. Deshalb sollte man ihn ausgiebig mit der Hand verkneten.

GESCHMORTE KALBSHAXE

Zutaten:

1 Kalbshaxe von rund 1 kg (inkl. Knochen),
40 g Butterschmalz,
1 TL Salz,
Pfeffer nach Geschmack,
1 Möhre, geschält und in kleine Stücke geschnitten,
1 halbe Zwiebel (in Ringe geschnitten),
½ Stange Lauch (in Scheiben geschnitten),
100 g Sellerie (geschält und zerkleinert),
½ Liter Wasser

Zubereitung:

Das Fett in einer Kasserolle erhitzen. Die Haxe mit Salz und Pfeffer würzen und kurz darin anbraten. Dann die Gemüsestücke und zum Schluss das Wasser dazugeben. Nun die Haxe im vorgeheizten Backofen bei 180 Grad Umluft 100 bis 120 Minuten schmoren. Zwischendurch immer wieder einmal wenden und mit Bratensaft übergießen.

Die Haxe als Ganzes in der Kasserolle servieren. Dazu passen die Griesfladen mit Lauchfüllung (siehe S. 132).

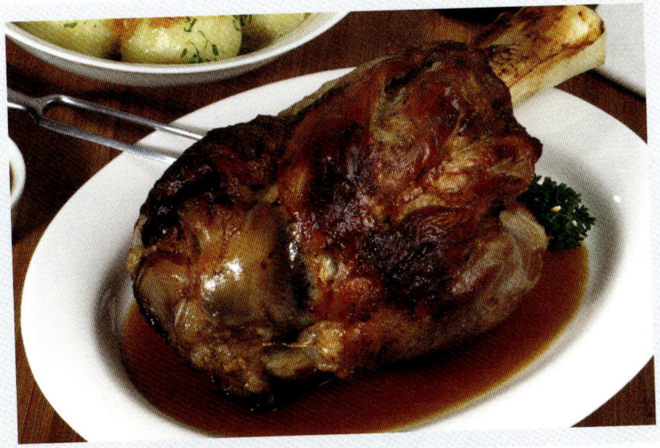

Geschmorte Kalbshaxe

CHICORÉE MIT BRAUNEN KERNBOHNEN UND KÄSESOSSE

Zutaten für das Gemüse:
100 g braune Kernbohnen,
1 Zweig Bohnenkraut,
Salzwasser zum Kochen der Kernbohnen,
400 g Chicorée,
½ TL Salz,
10 g Butter,
½ Tasse Gemüsebrühe

Zutaten für die Käsesoße:
40 g Butter,
1 EL Mehl,
100 g geriebener Edamer,
1/8 Liter süße Sahne,
1 Prise Pfeffer,
1 zerdrückte Knoblauchzehe

Zubereitung des Gemüses:
Kernbohnen über Nacht einweichen und am nächsten Tag in Salzwasser mit dem Bohnenkraut rund 1,5 Stunden weich kochen. Eine Auflaufform mit Butter ausfetten. Den Chicorée halbieren und den Strunk herausschneiden. Chicoréehälften in die Auflaufform legen, die gekochten Kernbohnen darauf verteilen, mit Salz bestreuen und die Gemüsebrühe dazugießen.
Im vorgeheizten Ofen bei 200 Grad 20 Minuten garen.

Zubereitung der Käsesoße:
Die Butter erhitzen, das Mehl darin anrösten und anschließend alle weiteren Zutaten einrühren. Einmal aufkochen lassen, dann über die Chicoréehälften gießen und servieren.

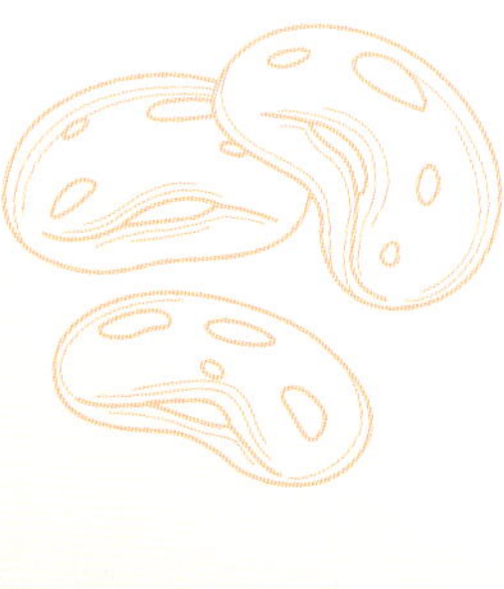

LINSENGEMÜSE

Zutaten:

600 g Linsen oder reife gelbe Erbsen oder Kernbohnen,
200 g Möhren,
100 g Sellerie,
40 g Butterschmalz oder Öl,
2 Äpfel,
1 Zwiebel,
200 g Räucherspeck,
Bohnenkraut,
Essig nach Geschmack

Zubereitung des Gemüses:
Linsen oder Erbsen oder Kernbohnen mit ca. 2 Liter Wasser ansetzen und über Nacht quellen lassen. Am nächsten Tag Möhren, Sellerie und Äpfel schälen und klein schneiden. Zwiebel und Räucherspeck in Würfel schneiden und anbraten. Anschließend die Linsen oder Erbsen oder Bohnen mit dem Gemüsewasser dazugeben sowie die Möhren, den Sellerie und die Äpfel. Mit zusätzlichem Wasser auffüllen, bis die Gemüsemasse bedeckt ist. Mit Salz und Bohnenkraut je nach Geschmack würzen und etwa 30 Minuten gar kochen. Anschließend servieren.

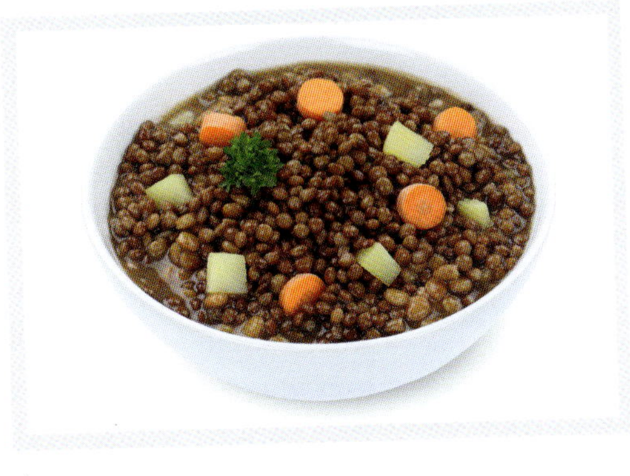

Linsengemüse

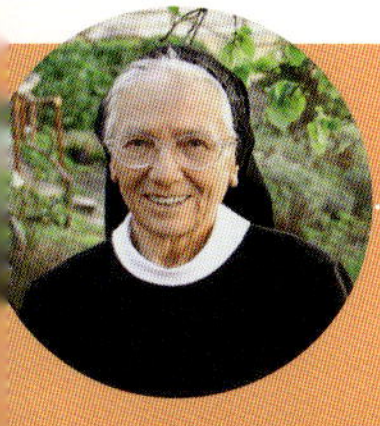

Schwester Fidelis' spezieller Tipp

Wer das Gemüse mit Essig würzen möchte, sollte diesen erst nach dem Kochvorgang ergänzen.

GRIESSFLADEN MIT LAUCH-EI-FÜLLUNG

Zutaten für die Fladen:

3 EL Grünkern- oder Maisgries, 3 Eigelb, 1 Prise Salz, 1/8 Liter Wasser, 10 g Butterschmalz

Zutaten für die Füllung:

2 mittelgroße Stangen Lauch, 10 g Butter, 1 Prise Salz, 3 Eiweiß, 4 EL Gemüsebrühe

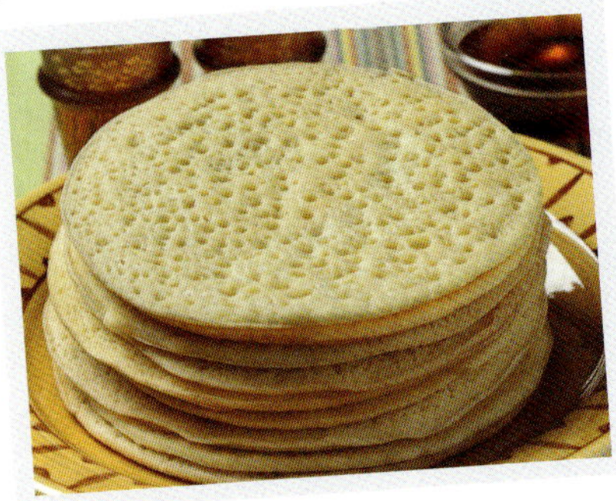

Grießfladen

Zubereitung:

Alle Zutaten für die Fladen – außer dem Fett – vermischen und zu einem Teig verrühren. Das Fett in der Pfanne erhitzen und aus dem Teig acht dünne Fladen backen. Warm stellen. Vom Lauch acht dünne Fäden heraustrennen und in heißem Wasser geschmeidig machen. Dann den Lauch in etwa 1 cm dicke Scheiben schneiden, in Butter anrösten, mit Salz würzen und in der Gemüsebrühe etwa 5 Minuten dünsten. Das Eiweiß verrühren, zum Lauch geben und stocken lassen. Dann vom Herd nehmen. Nun die Fladen zu großen Quadraten beschneiden. Die abgeschnittenen Teigstücke zerkleinern, mit dem Lauchteig vermischen und gleichmäßig auf den acht Fladen verteilen. Die Fladenquadrate an den Kanten zusammendrücken und mit den Lauchfäden zusammenbinden. Als Hauptgericht oder Beilage zur Kalbshaxe servieren (S. 129).

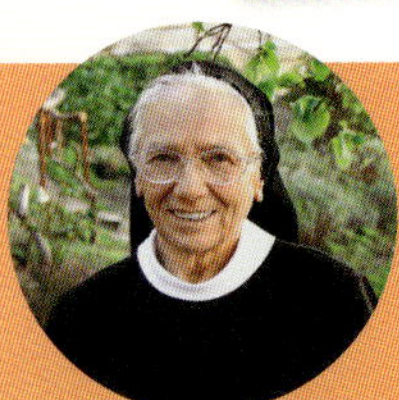

Schwester Fidelis' spezieller Tipp

Wer eine beschichtete Pfanne hat, kann auf das Fett verzichten.

HASENLÄUFE

Zutaten:

600 g Wildhasen- oder Wildkaninchenläufe (Gewicht inkl. Knochen),
½ TL Salz,
1 Prise Pfeffer,
40 g Butterschmalz,
1 TL Zucker,
¼ Liter Wasser,
¼ Liter Rotwein,
2 EL Mehl,
2 EL einer Mischung aus gehackten Pfefferminzblättern, Quendel und Giersch,
1 TL Essig,
sehr kleine Menge Knoblauch

Zubereitung:

Die Hasenläufe salzen und mit Pfeffer bestreuen. Im Fett kurz anbraten und aus der Pfanne nehmen. Nun den Zucker in der Pfanne karamellisieren und mit Wasser und Rotwein ablöschen. Die angebratenen Läufe hineinlegen und zugedeckt etwa 45 Minuten gar schmoren.

Das Mehl mit wenig Wasser anrühren und mit der entstandenen Soße vermischen. Zum Schluss die Pfefferminzblätter und den Knoblauch dazugeben und mit Essig abschmecken.

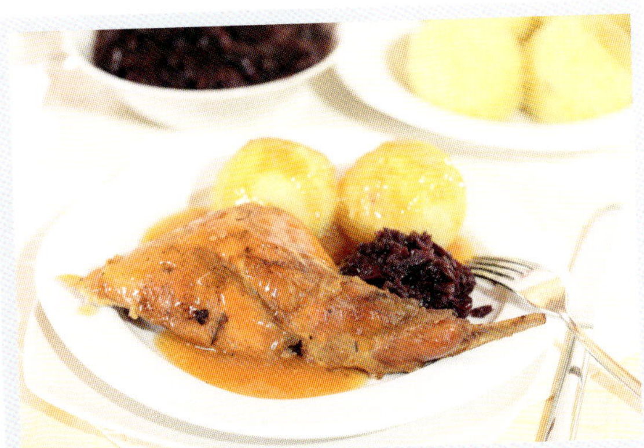

Hasenläufe mit Rotkraut und Kartoffeln

GEMÜSELASAGNE

Zutaten:

Nudelteig von 200 g Mehl (Zubereitung siehe S. 76),
400 g fein geraffelte Gemüsemischung, beispielsweise Sellerie, Lauch, Möhren, Blumenkohl und geschnittene Tomaten,
¼ Liter Gemüsebrühe,
1 TL Salz für das Kochwasser,
10 g Butter zum Ausfetten der Auflaufform,
2 EL Parmesan

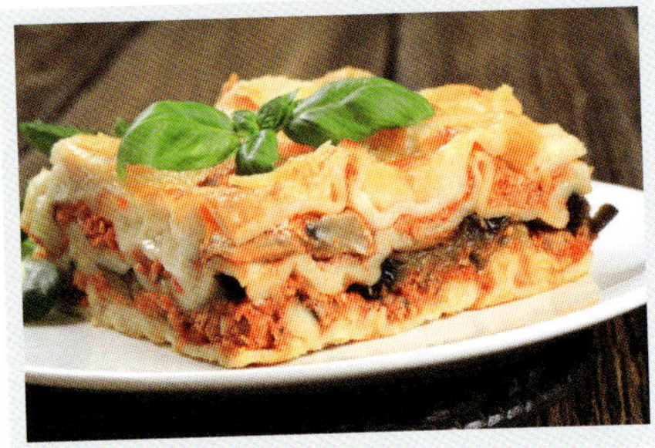

Gemüselasagne

Zubereitung:

Den Teig in vier Portionen zerteilen und so ausrollen, dass vier etwa gleich große Stücke entstehen.
Diese zwei Minuten im Salzwasser kochen lassen, mit der Schöpfkelle herausfischen, kurz ins kalte Wasser tauchen und auf einem Sieb abtropfen lassen. Das Gemüse in der Brühe 20 Minuten gar dünsten. Eine Auflaufform ausfetten, unten ein Teigstück einlegen, dann eine Gemüseschicht darauf und dann im Wechsel wieder Teig und Gemüse. Die oberste Schicht muss wieder Teig sein.
Mit Parmesan bestreuen und im vorgeheizten Backofen bei 180 Grad Umluft 15 Minuten backen. In der Auflaufform servieren.

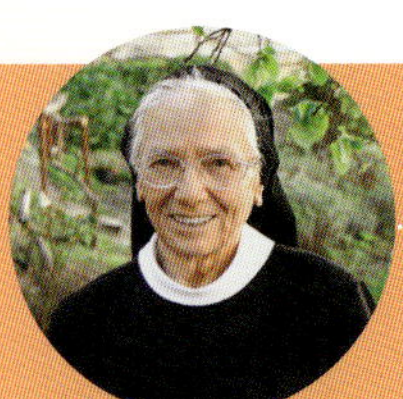

Schwester Fidelis' spezieller Tipp

Wenn man Teigwaren nach dem Kochen kurz ins kalte Wasser taucht, kleben sie nicht aneinander.

KÄSESPÄTZLE

Zutaten:

400 g Mehl,
½ TL Salz,
6 Eier,
2–3 EL Wasser,
1 EL geschmolzene Butter,
Salzwasser zum Kochen,
250 g geriebener Romadour oder Emmentaler oder Bergkäse,
150 g Zwiebelringe

Zubereitung:

Mehl, Salz, Eier und Wasser vermischen. Das gesalzene Wasser in einem großen Topf zum Kochen bringen. Den Teig mit Hilfe eines Spätzlehobels zu Spätzle formen. Wer diesen nicht besitzt, kann den Teig auch auf einem Holzbrett zu einzelnen Spätzle schaben. Spätzle sofort ins kochende Waasser geben und einmal kurz aufkochen lassen. Dann abseihen und mit der geschmolzenen Butter vermischen, damit sie nicht zusammenkleben. Die Zwiebelringe anrösten. In einer Schüssel erst die Hälfte Spätzle, dann die Hälfte des Käses und zum Schluss die Hälfte der Zwiebelringe aufeinanderschichten. Dann nochmals eine Schicht Spätzle, dann Käse und Zwiebeln darauf. Anschließend servieren.

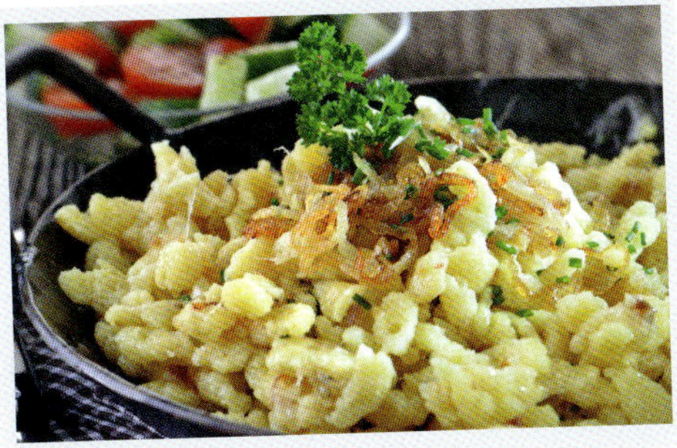

Käsespätzle mit Zwiebeln

Schwester Fidelis' spezieller Tipp

Wer verhindern möchte, dass das Kochwasser aufschäumt, sollte 1 TL Butter ins Wasser geben.

KARTOFFELN MIT BEIFUSSFÜLLUNG

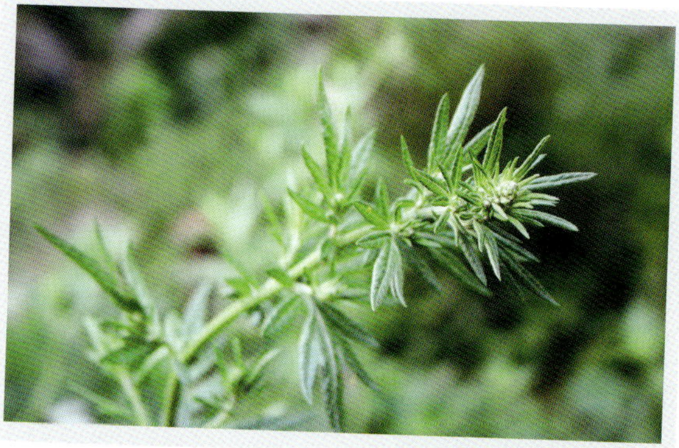

Beifuß zur Geschmacksverfeinerung

Zutaten:

8 mittelgroße, fest kochende Kartoffeln,
1 EL klein gehackter Beifuß – frisch oder getrocknet,
20 g Butter,
1 TL Salz,
4 EL Milch

Zubereitung:
Die Kartoffeln mit Schale gar kochen. Anschließend schälen und auf ein Backblech legen. Die obenliegende Kuppe jeder Kartoffel abschneiden und die Kartoffeln innen aushöhlen.
Die entstandene Kartoffelmasse mit Beifuß, Butter, Salz und Milch zu Brei verarbeiten und wieder in die ausgehöhlten Kartoffeln füllen. Anschließend die abgeschnittenen Kuppen auf die einzelnen Kartoffeln legen.
Im vorgeheizten Backofen bei 180 Grad Umluft 10 Minuten erhitzen.

KAISERSCHMARRN

Zutaten:

6 Eiweiß,
6 Eigelb,
10 g Mehl,
1 Prise Salz,
1/8 Liter Milch,
60 g Butterschmalz,
Puderzucker zum Bestreuen oder Apfelmus als Beilage – nach Geschmack

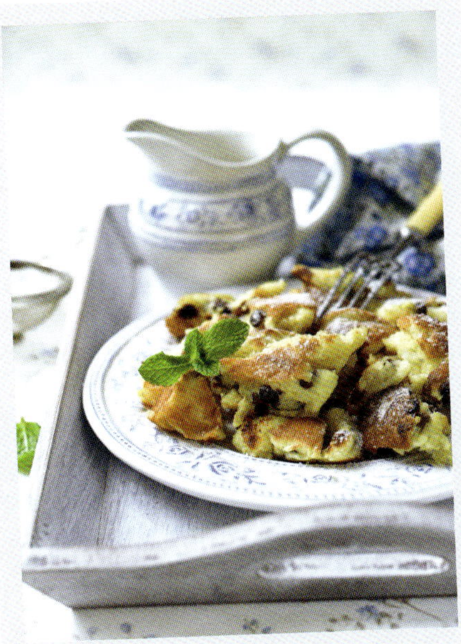

Kaiserschmarrn mit Puderzucker bestreuen

Zubereitung:

Das Eiweiß zu Schnee schlagen. Eigelb, Mehl, Salz und Milch vermischen und unter den Eischnee heben.
Das Fett erhitzen. Jeweils ein Viertel der Masse in die Pfanne geben und von beiden Seiten leicht goldbraun anbacken. Zum Schluss leicht zerstückeln, damit man mundgerechte Portionen hat.
Mit Puderzucker bestreuen oder Apfelmus getrennt dazu servieren.

BAYERISCHE CREME

Zutaten:

¼ Liter Milch,
2 Eigelb,
30 g Zucker
oder 1 TL Honig,
Mark aus ¼ Vanillestange,
¼ Liter Sahne,
4 Blatt Gelatine

Zubereitung:
Die Gelatine mindestens 10 Minuten in Wasser einweichen. Die Milch zum Kochen bringen. Eigelb und Zucker oder Honig sowie das Vanillemark vermischen und anschließend die heiße Milch darunterschlagen. Nun die Gelatine mit dem Schaumbesen kräftig unterrühren und abkühlen lassen. Wenn sie kalt geworden ist, die Sahne steif schlagen und untermischen. In Schälchen füllen und mit Früchten dekorieren.

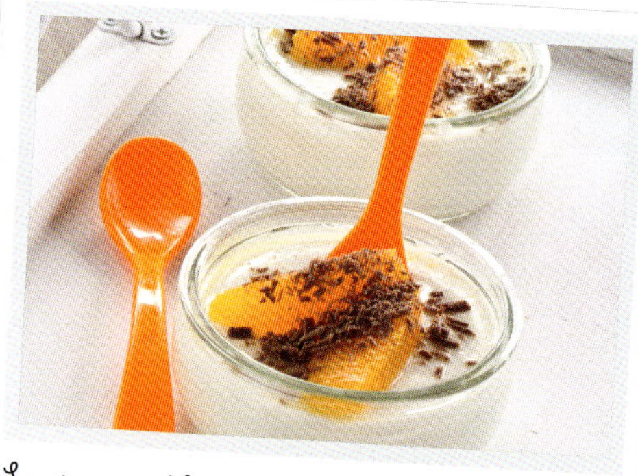

Serviervorschlag mit Orangenfilets und Schokoraspeln

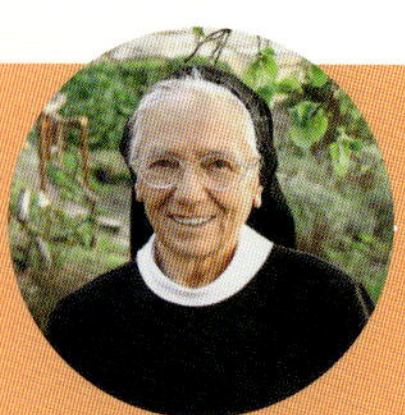

Schwester Fidelis' spezieller Tipp

Man kann die Creme auch geschmacklich noch verfeinern, indem man in die heiße Milch 3 Rippchen Schokolade oder 1 EL Löskaffee oder 1 TL Kakao gibt.

ZIMTPUDDING

Zutaten:

50 g Butter,
50 g Zucker,
1 Ei,
100 g Mehl,
1 TL Zimt,
¼ Päckchen Backpulver,
½ Tasse Milch

Zubereitung:
Die Butter weich rühren, alle anderen Zutaten dazugeben und cremig rühren. Masse auf vier kleine Auflaufförmchen verteilen. Die Förmchen mit Alufolie abdecken, damit kein Wasserdampf eintritt, und im Wasserbad 25 Minuten im geschlossenen Topf köcheln lassen.
Danach stürzen und mit Kompott servieren, beispielsweise dem Kürbis-Birnen-Kompott (siehe S. 120).

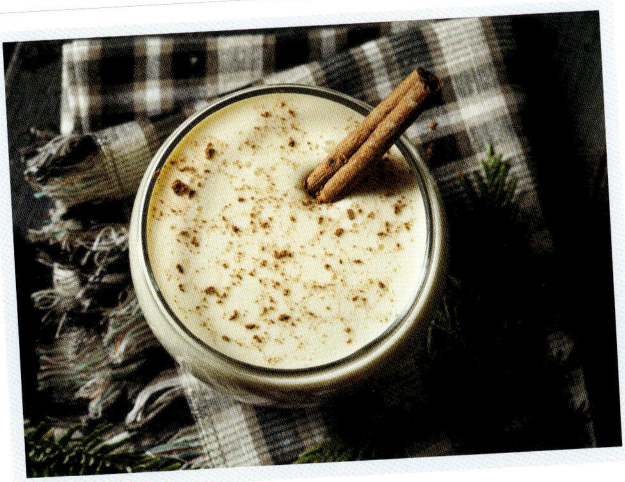

Zimtpudding

QUARKAUFLAUF

Zutaten:

4 Eiweiß,
4 Eigelb,
300 g Quark,
1 geriebener säuerlicher Apfel, beispielsweise Boskop,
100 g Honig,
1/8 Liter süße Sahne,
10 g Butter zum Ausfetten der Auflaufform

Zubereitung:

Eiweiß zu Schnee schlagen. Alle restlichen Zutaten miteinander verrühren und zum Schluss den Eischnee unterheben.

Die Masse in eine gebutterte Auflaufform füllen und 25 bis 30 Minuten bei 200 Grad Umluft im vorgeheizten Backofen backen. Dann servieren – je nach Geschmack auch mit Ebereschenmus (S. 122) oder frischen Früchten.

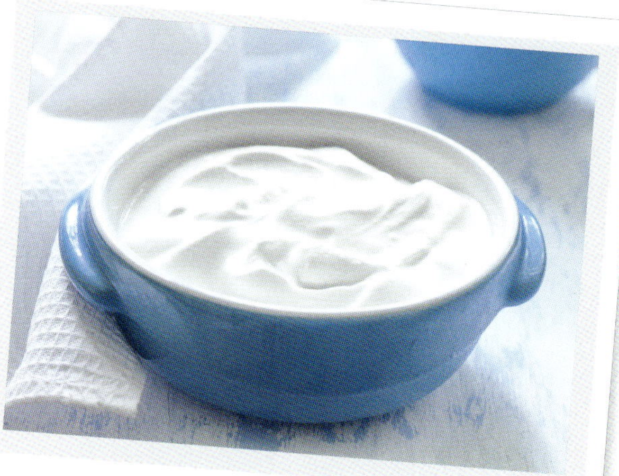

Frischer Quark

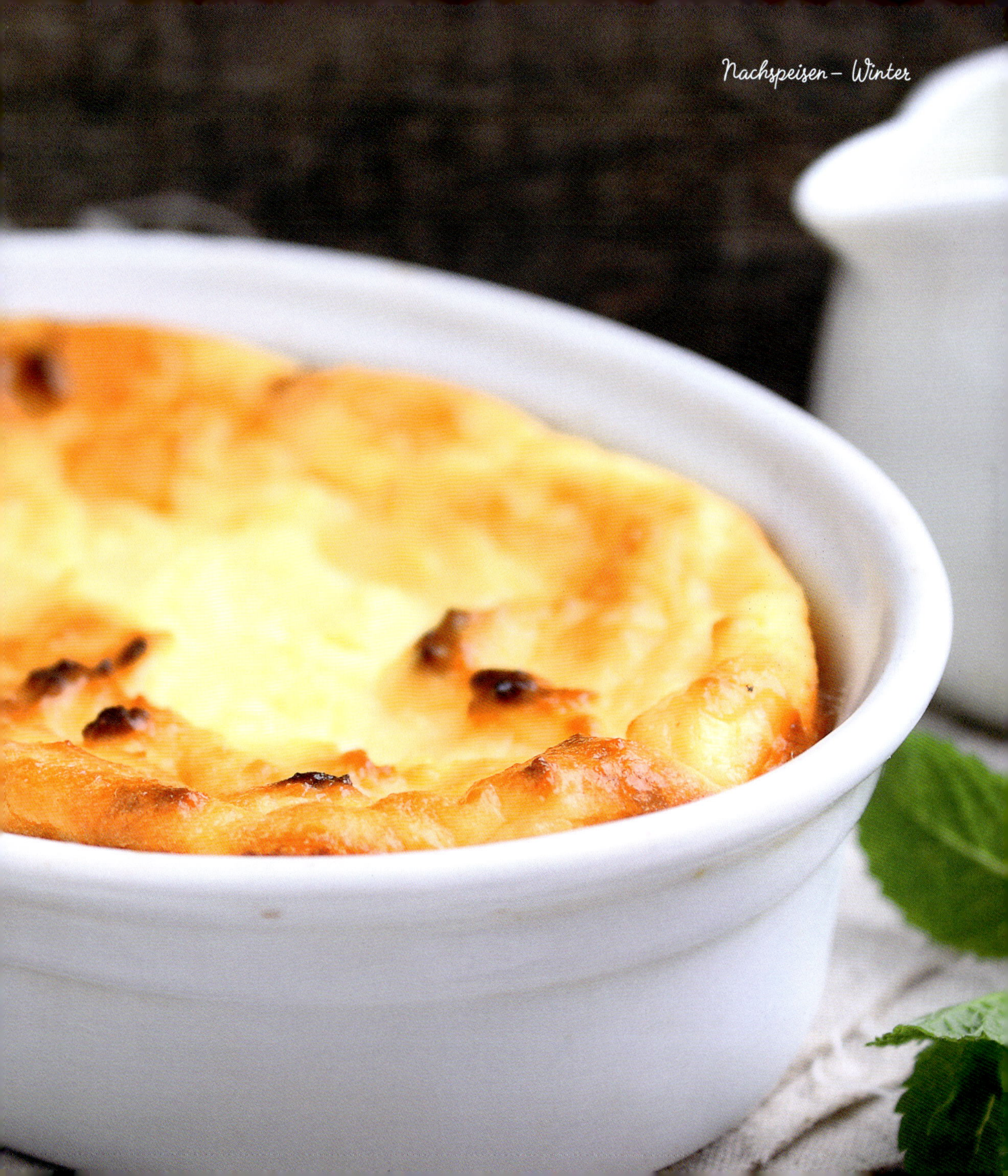

FRÜHSTÜCK UND ABENDBROT

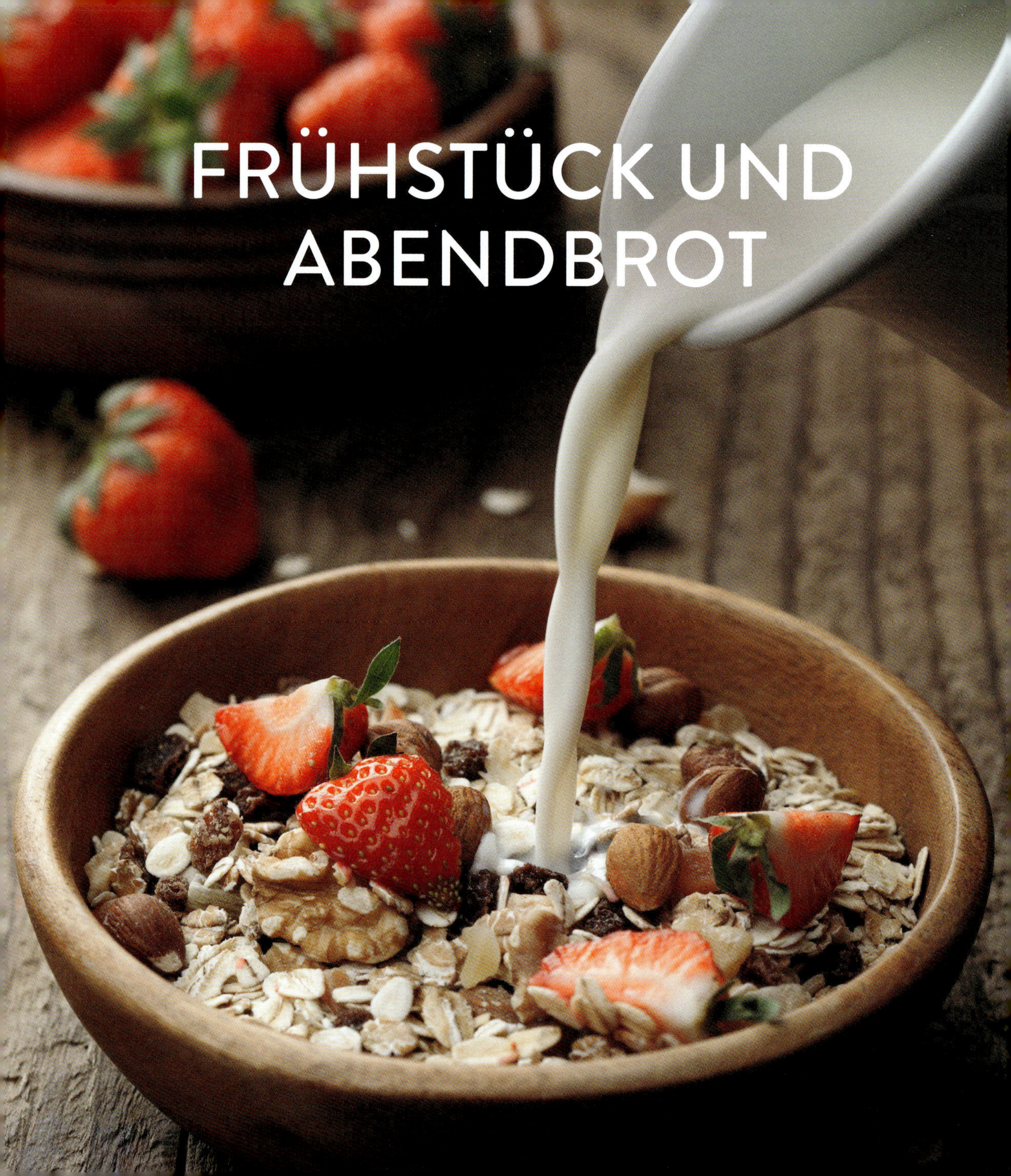

DAS FRÜHSTÜCK – DER START IN DEN TAG

In der monastischen Literatur findet das Frühstück keine Erwähnung. Möglicherweise nahmen die frühen Ordensleute am Morgen lediglich etwas Brot und Wasser zu sich. Heute wissen wir, dass eine stabile Grundlage am Morgen ganz wichtig ist, um gut und fit in den Tag zu starten.

ZU EINEM GESUNDEN FRÜHSTÜCK GEHÖREN:

- Obst oder frisch gepresster Fruchtsaft und
- Müsli mit Dörrobst und Nüssen.

Hier kann man auf das jahreszeitliche Angebot aus der Region zurückgreifen. Für den Winter kann man beispielsweise Äpfel oder auch Birnen lagern oder Dörrobst verwenden. Ergänzt werden sollte das Frühstück durch Roggen- oder Dinkelbrot. Als Aufstrich kann man Quark, Käse oder Marmelade verwenden – am besten eine selbst hergestellte.

DAS ABENDBROT – DIE ABSCHLUSSMAHLZEIT DES TAGES

Vielfach ist es heute so, dass sich die Familie aus beruflichen und manchmal auch schulischen Gründen erst am Abend um den Esstisch versammeln kann, um gemeinsam zu essen. Die Hauptmahlzeit hat sich damit häufig auf den Abend verschoben. Wer aber die Möglichkeit hat, sollte die Hauptmahlzeit des Tages am Mittag einnehmen und am Abend nur noch Leichtes essen. Dies hat den Vorteil, dass noch genügend Zeit zur Verdauung bleibt, und man sich nicht mit vollem Magen ins Bett legt.

Wer mittags eine warme Mahlzeit hatte, kann am Abend Kaltes essen, beispielsweise:

- Salate aus unserer Rezeptsammlung
- Vollkorn- oder Roggenbrot
- Käse und
- immer etwas Obst

Im Kloster findet die letzte Mahlzeit des Tages in der Regel zwischen 18 und 19 Uhr statt. Dies ist auch für zu Hause die beste Zeitspanne. Nicht immer jedoch lässt sich diese Zeit in den eigenen vier Wänden einhalten. Man sollte aber darauf achten, möglichst nicht nach 20 Uhr zu essen.

DAS RICHTIGE GETRÄNK ZUR RECHTEN ZEIT

Kräuter und Früchte sind auch die Basis der klösterlichen Getränke. Man kann sie beispielsweise zu Tees, Säften, Likören und Wein verarbeiten.

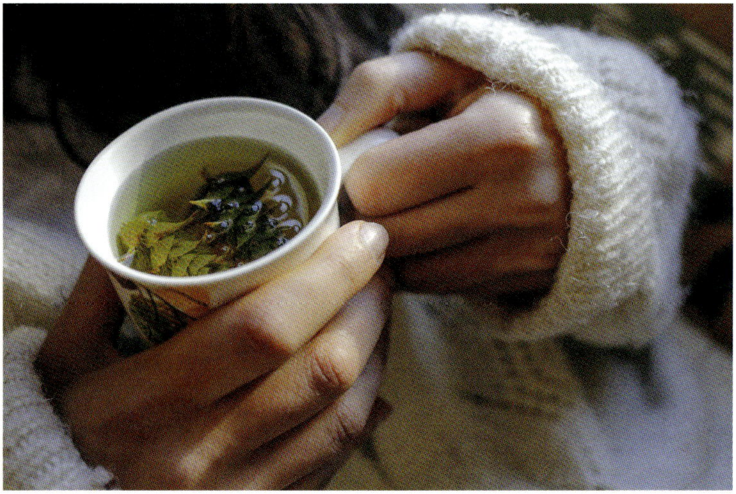

In vielen Klöstern wird der Tee noch selbst hergestellt, so serviert man auch im Kloster Bernried jeden Abend eigene Teekreationen.

Zur Verarbeitung als Tees eignen sich beispielsweise folgende Kräuter:

- Zitronenmelisse
- Holunderblüten
- Lindenblüten
- Brennnesseln

- fermentierte Himbeer-, Erdbeer- oder Brombeerblätter
- diverse Minzsorten wie Orangen-, Bach- oder krause Minze
- Rosenblätter
- Löwenzahnblüten und -blätter
- Birkenblätter*
- Ackerschachtelhalm*

KRÄUTERTEES, UND WIE MAN SIE HERSTELLT

Die mit * gekennzeichneten Sorten sollte man am besten nicht alleine, sondern nur innerhalb einer Kräuterteemischung verwenden, da sie sonst zu sehr wassertreibend wirken.

DIE ZUBEREITUNG VON KRÄUTERTEES

Pro Liter Wasser sollte man etwa 2 EL getrocknete Kräuter verwenden, bei weniger Wasser natürlich entsprechend weniger. Dabei kann man sowohl frische als auch getrocknete Kräuter einsetzen. Diese werden mit dem Mörser oder Stampfer oder auch mit der Rückseite eines Esslöffels zerkleinert.

Wasser zum Kochen bringen und über die Kräuter gießen. 5 bis 10 Minuten ziehen lassen, dann abseihen und trinken.

DIE ZUBEREITUNG VON FRÜCHTETEES

Bei der Teeherstellung hat Schwester Fidelis vor allem mit folgenden Früchten bezie-

- Quitten – mit der Schale geraffelt
- Hagebutten – halbiert
- Apfelschalen
- Birnenschalen

hungsweise Fruchtbestandteilen gute Erfahrungen gemacht:
Die Fruchtstücke beziehungsweise -schalen auf einem Ofenblech verteilen. Bei 45 Grad und leicht geöffneter Backofentür (Geschirrtuch dazwischen klemmen) so lange backen, bis die Früchte brechen. Dieser Prozess kann bis zu 48 Stunden dauern, aber so handhaben es viele Großküchen. Für den Privathaushalt empfehlen wir, die Fruchtstücke an einem dunklen und sehr warmen Ort – zum Beispiel mit einem Tuch abgedeckt auf einem Schrank oder dem Speicher – zu lagern, bis sie brechen, wenn man sie in die Hand nimmt. Anschließend in Dosen oder Leinensäckchen lagern.

Grundsätzlich kann man diese Tees auch aus frischen Früchten herstellen. Farbe und Duft sind dann intensiver als bei Trockenfrüchten. Der Geschmack ist jedoch gleich.

Nun 2 EL stark zerkleinerte Fruchtstücke mit 1 Liter kochendem Wasser aufgießen und mindestens 10 Minuten ziehen lassen. Hierbei kann man sowohl frische als auch getrocknete Früchte verwenden. Früchtetees schmecken besonders gut mit einem Spritzer Zitronensaft.

WELCHER TEE ZU WELCHER MAHLZEIT?

- Brombeer- oder Himbeerblättern – belebend
- Pfefferminze – erfrischend
- Holunderblüten – belebend

Zum Frühstück sind Muntermacher empfehlenswert, beispielsweise Tees aus:
Tagsüber ist Abwechslung angesagt. Da kann man auch Kräutermischungen vertragen,

- eine Mischung aus Brennnesseln und Kamille
- eine Mischung aus Brennnesseln und Minze
- Holunderblüten
- Rosenblätter

beispielsweise:

- Lindenblüten – wärmend
- Zitronenmelisse – beruhigend
- Brennnesseln – verhindern Wadenkrämpfe in der Nacht

Zum Abendbrot eignen sich beispielsweise
Grundsätzlich gilt, dass man Tees immer frisch zubereiten und nicht für zwei oder mehrere Tage im Voraus kochen sollte. Denn dann dominieren die Gerbstoffe zu sehr und belasten den Körper.

Bei Kombinationen verschiedener Kräuter oder mehrerer Früchte sollte man sich von der eigenen Inspiration leiten lassen und überlegen, was am besten zur Mahlzeit passt. Tee sollte zum täglichen Getränkeprogramm gehören.

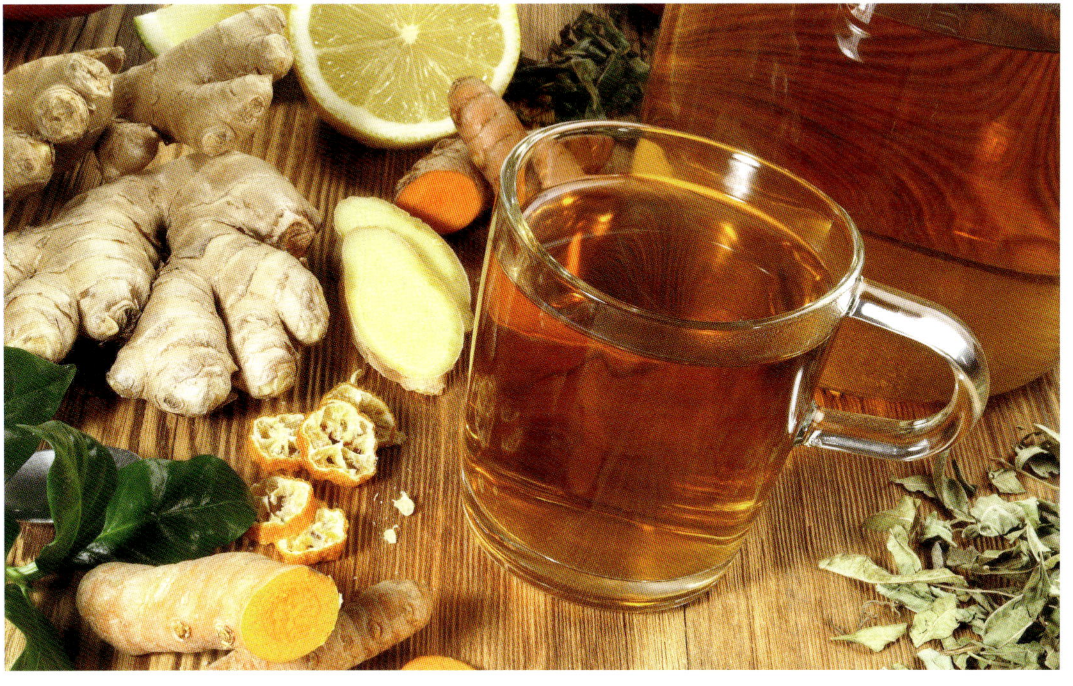

DIE HERSTELLUNG VON FRUCHTSÄFTEN

Selbst hergestellte Fruchtsäfte schmecken in der Regel weitaus besser als die Fertigprodukte aus dem Supermarkt. Dabei kann man alle erdenklichen Obstsorten verwenden,

- Äpfel
- Johannisbeeren
- Stachelbeeren
- Erdbeeren
- Himmbeeren
- Brombeeren
- Blaubeeren
- Preiselbeeren
- Birnen
- Zwetschgen
- Kirschen
- Pfirsiche
- Aprikosen
- Trauben
- Holunderbeeren
- Schlehenbeeren
- Rharbarber

beispielsweise:
Früchte mit dem Dampfentsafter verkochen oder in der Fruchtpresse zerkleinern oder in Wasser aufkochen lassen.

Im letzteren Fall nimmt man 1 kg Frucht auf 1 Liter Wasser, lässt die Früchte aufkochen und passiert sie anschließend durch ein Leintuch. Dann kocht man den Saft nochmals auf und füllt ihn heiß in Fläschchen ab, die vorher ebenfalls mit heißem Wasser ausgewaschen wurden. Flaschen fest verschließen. Die Fruchtrückstände kann man noch zu Mus verarbeiten.

Die mit der Fruchtpresse hergestellten Säfte müssen ebenfalls kurz aufgekocht werden, bevor sie in Flaschen abgefüllt werden können, eventuell muss man sie auch noch nachsüßen.

Die Säfte halten nach der Erfahrung von Schwester Fidelis bis zu zwei Jahre. Wer möchte, kann sie auch mit Wasser verdünnt trinken.

DIE HERSTELLUNG VON FRUCHT- UND KRÄUTERLIKÖREN

Aus allen oben genannten Früchten und aus vielen Kräutern lassen sich auch Liköre herstellen. Dabei sollte man ruhig auch experimentieren.

Schwester Fidelis hat beispielsweise ein Spezialrezept für einen Klosterkräuterlikör: Thymian, Melisse, Giersch, Löwenzahnblätter, Brennnesseln, Salbei, Bohnenkraut zu gleichen Teilen mischen. Die größeren Blätter vorher zerkleinern. Dann ein wenig Wermutkraut und – je nach Geschmack – etwas Kandis dazugeben.

Eine Flasche zu einem Drittel mit der Kräutermischung befüllen und mit 40-prozentigem Korn auffüllen. Die Flasche verschließen und sechs bis acht Wochen stehen lassen. Dann die Kräuter abseihen und den Likör servieren.

Bei den Fruchtlikören befüllt man die Flasche zu einem Drittel mit Fruchtstücken, einem Drittel mit weißem Kandis und einem Drittel mit 40-prozentigem Korn. Ebenfalls mindestens sechs Wochen stehen lassen. Die Fruchtstücke können in der Flasche verbleiben und mit dem Getränk serviert werden.

DIE HERSTELLUNG VON FRUCHTWEIN

Zur Herstellung von Fruchtwein eignen sich fast alle Früchte. Man sollte hier einfach seinen persönlichen Geschmack walten lassen. Sehr beliebt sind alle Beerensorten sowie Rhabarber.

Für 1 Liter Wasser benötigt man 1 kg Früchte sowie 1 kg Zucker. Wenn man mehr Früchte verwenden möchte, müssen die beiden anderen Bestandteile natürlich entsprechend aufgestockt werden.

Die Früchte gründlich säubern, in eine 5-Liter-Flasche geben – je größer die Flasche, desto besser für den Gärungsprozess – und Zucker und Wasser hinzufügen. Flasche mit Gärungsspund (Haushaltswarengeschäft) verschließen und an einer warmen Stelle deponieren.

Der Gärungsprozess dauert rund drei Monate. Während dieser Phase tritt immer wieder einmal Flüssigkeit aus dem Gärungsspund aus, die man auffangen muss.

Der Gärungsprozess ist dann beendet, wenn keine Flüssigkeit mehr ausläuft. Dann den Spund entfernen, den Wein mit einem Gummischlauch ansaugen und in Flaschen abfüllen. Die Restbestände am Boden der 5-Liter-Flasche nicht verwenden.

Die Flaschen mit Korken verschließen und stehend aufbewahren. Den selbst hergestellten Wein sollte man nur in Maßen genießen, denn er ist sehr alkoholhaltig und damit auch unbegrenzt haltbar.

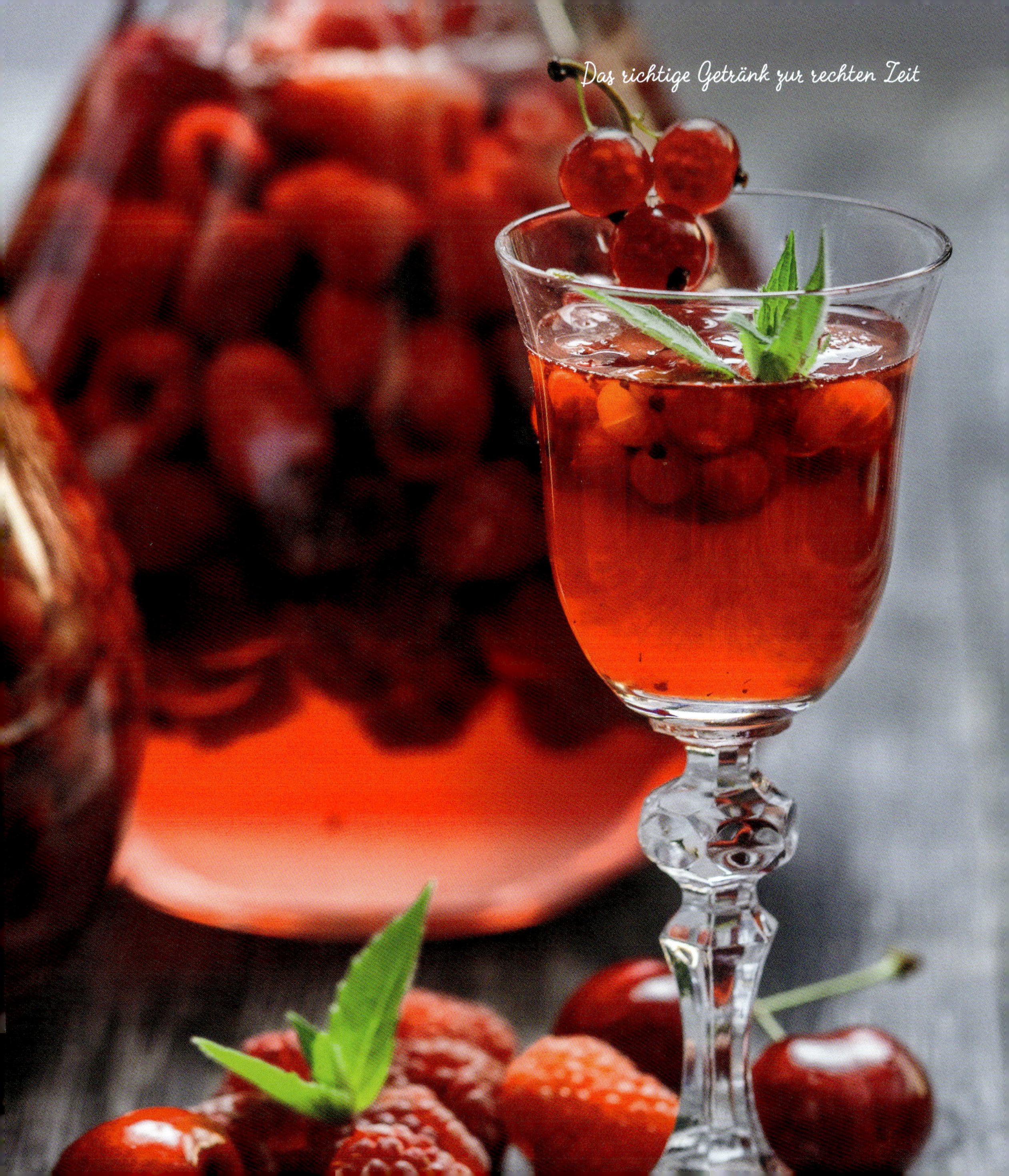

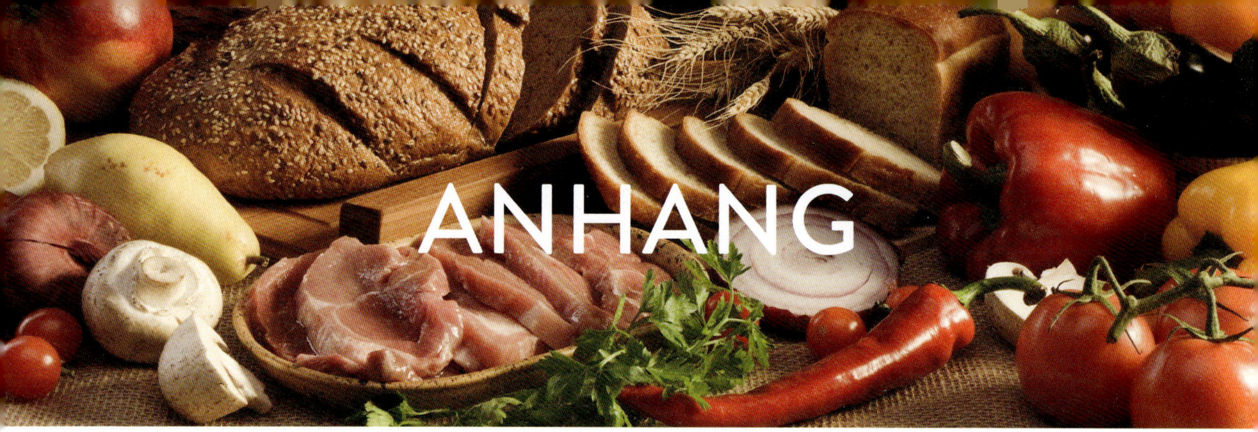

ANHANG

ANMERKUNGEN

1 Die Regel des heiligen Benedikt, Beuron 1990, Kap. 39, 1–4.
2 Ebenda, Kap. 39, 6.
3 Ebenda, Kap. 40, 3 u.6.
4 In: Peter Dyckhoff, Geistlich leben im Sinne alter Klosterregeln, München 2005, S. 42f.
5 Die Regel des heiligen Benedikt, a.a.O., Kap. 39,11.
6 Ebenda, Kap. 51,1f.
7 In: Peter Dyckhoff, a.a.O., S. 40.
8 Klosterstudie von Prof. Dr. Marc Luy, Institut für Soziologie und Demographie der Universität Rostock, durchgeführt 2005; weitere Informationen unter www.klosterstudie.de.
9 In: Peter Dyckhoff, a.a.O., S. 54.
10 Siehe hierzu auch: Die Regel des heiligen Benedikt, a.a.O., Kap. 41.
11 Ebenda, Kap. 40.
12 In: Peter Dyckhoff, a.a.O., S. 319.
13 Siehe hierzu Rolf Latussek: „Prassen statt fasten", in: „Welt am Sonntag" vom 1.8.2004, S. 60.
14 Die Regel des hl. Benedikt, a.a.O., Kap. 39, 1ff.
15 In: Peter Dyckhoff, Klosterregeln, a.a.O., S.41.
16 Ebenda, S. 99.
17 Zum Thema Fasten siehe auch: Dr. Petra Altmann, Heilfasten nach der Klostermethode, Trier 2017.
18 Michael Cornelius, Die Weisheit der Wüstenmönche, München 2005, S. 141.
19 In: Peter Dyckhoff, a.a.O., S. 233.
20 Siehe hierzu auch: Petra Altmann/Fidelis Happach, Die Kraft der Klosterkräuter, Trier 2016.
21 Hildegard von Bingen, Wisse die Wege, Frankfurt a.M. 1997, S.115.

LITERATUR

Petra Altmann, Heilfasten nach der Klostermethode, Trier 2017
Petra Altmann, Atem holen im Kloster, Augsburg 2011
Petra Altmann, Wohlfühltipps aus dem Kloster, Trier 2016
Petra Altmann/Schwester Fidelis Happach OSB, Die Kraft der Klosterkräuter – mit Kräuterscheibe, Trier 2016
Petra Altmann/Pater Anselm Grün, klarheit, ordnung, stille – Was wir vom Leben im Kloster lernen können, München 2007
Petra Altmann, Die 101 wichtigsten Fragen – Orden und Klosterleben, München 2011
Norbert Ohler, Mönche und Nonnen im Mittelalter, Düsseldorf 2008
Pater Kilian Saum/Gottfried Mayer/Alex Witasek, Heilkraft der Klosterernährung, München 2006
Peter Seewald/Gabriela Herpell, Die Küche der Mönche, München 2003

MENÜVORSCHLÄGE VON SCHWESTER FIDELIS

FRÜHJAHRSMENÜS

Suppe/Salat	Hauptgericht	Beilage	Nachspeise
Sauerampfersuppe	Überbackene Griesnocken auf Möhren	Prinzesskartoffeln	
Löwenzahnsalat mit Speckdressing	Spinatravioli		Quarkcreme mit Erdbeeren
Gemüsesuppe	Spargel mit Kräuter-omelette		
Wildkräutersalat	Kohlrabi mit Hackfleischfüllung Kohlrabi mit Linsenfüllung		
Kopfsalat mit Rosenblättern	Forelle blau	Kartoffel-Topinambur	Holunderblütenkücherl

SOMMERMENÜS

Suppe/Salat	Hauptgericht	Beilage	Nachspeise
Kerbelcremesuppe	Gebackener Sellerie		Quarksoufflé
Tomatensaft	Lammrücken mit Minzsoße		Beerenobst wie Blaubeeren, Johannisbeeren, Himbeeren mit Sahne
Tomatensaft	Reis-Gemüsebällchen		Beerenobst wie Blaubeeren, Johannisbeeren, Himbeeren mit Sahne
	Gebackene Renken	Pilz-Kartoffel-Gemüse	
	Gebackene Zucchini	Pilz-Kartoffel-Gemüse	
	Ragout Bolognese mit Spaghetti		Apfelkücherl
	Eigelb-Spaghetti mit Tomatengemüse		Apfelkücherl
Scharfer Salat	Rinderrouladen		Zitronenmelissenparfait
Scharfer Salat	Wirsing-Maisrouladen		Zitronenmelissenparfait

HERBSTMENÜS

Suppe/Salat	Hauptgericht	Beilage	Nachspeise
Kartoffelsuppe mit Hühnerfleisch und Franzosenkraut	Apfelstrudel mit Vanillesoße		
	Entenbraten	Kürbis-Birnen-Kompott	Zwetschgen mit Marzipan in Karamellrahm
	Chinakohlauflauf	Kürbis-Birnen-Kompott	Zwetschgen mit Marzipan in Karamellrahm
Blattsalate mit Trauben	Sauerbraten mit Semmelknödeln	Gedünstetes Weißkraut	
Blattsalate mit Trauben	Pilze mit Semmelauflauf	Gedünstetes Weißkraut	
Zuckerhutsalat mit Preiselbeerdressing	Gebackenes Zanderfilet		Flambierter Pfannkuchen mit Ebereschenmus
Zuckerhutsalat mit Preiselbeerdressing	Blumenkohl-Brokkoli-Flan		Flambierter Pfannkuchen mit Ebereschenmus
Tomatensuppe mit pochiertem Ei	Buchteln mit Holundermus		

WINTERMENÜS

Suppe/Salat	Hauptgericht	Beilage	Nachspeise
Feldsalat mit gerösteten Brotwürfeln	Karpfen auf Gemüsebett		Kaiserschmarrn mit Sauerkirschenmarmelade
Feldsalat mit gerösteten Brotwürfeln	Maronen auf Gemüsebett		Kaiserschmarrn mit Sauerkirschenmarmelade
Bayerischer Endivien-Kartoffelsalat	Kassler im Brotteig		Bayerische Creme
	Gänsebraten mit Kartoffeln mit Beifußfüllung	Blaukraut	
	Chicorée mit braunen Kernbohnen und Käsesoße	Blaukraut	
	Geschmorte Kalbshaxe	Griesfladen mit Lauch-Ei-Füllung	Zimtpudding
Kürbissuppe im Kürbis serviert	Hasenläufe		Quarkauflauf
Kürbissuppe im Kürbis serviert	Gemüse-Lasagne		Quarkauflauf

REZEPTREGISTER

GEMÜSE

GERICHTE MIT FISCH

GERICHTE MIT FLEISCH

KARTOFFELN

OBST

SALATE

SUPPEN

SÜSSSPEISEN

PASTA UND TEIGWAREN

VEGETARISCHE GERICHTE

SACHREGISTER

ABBILDUNGSNACHWEIS:
Abtei St. Walburg Eichstätt: S. 4
Petra Altmann: S. 11, 12, 33, 35, 47
Fotolia: S. 73 (Johanna Mühlbauer), 74 (Kreos), S, 79 (ExQuisine), 88 (TwilightArtPictures), 89 (dreamer), 91 (Jacek Chabraszewski), 124 (MP2), 128 (redhorst), 129 (ExQuisine), 133 (StefanieB.), 138 (Eddie), 147 (ExQuisine)
Grzegorz Gugala: S. 24, 37, 52, 101, 136
Erol Gurian: S. 16
Joachim Schäfer – Ökumenisches Heiligenlexikon: S. 21, 22, 23
Gerhard Schubert: S. 45
Shutterstock: S. 6 (mythja), 8 (Zvonimir Atletic), 14 (Julia Suvorova), 15 (Denis Mironov), 17 (wavebreakmedia), 19 (Inu), 26 (Pixeljoy), 28 (Bukhta Yurii), 29 (Sopotnicki), 32 (IgorAleks), 36 (Tiplyashina Evgeniya), 38 (paulista), 39 (OLEKSANDR SHEVCHENKO), 41 (Iakov Kalinin), 42 (sinicak), 43 (Nishihama), 49 (Africa Studio), 53 (l i g h t p o e t), 54 (RomarioIen), 57 (Alexander Raths), 60 (Africa Studio), 63 (Teresa Kasprzycka), 65 (Marie C Fields), 66 (Lisa), 68 (Simone Voigt), 69 (siamionau pavel), 70 (Brent Hofacker), 71 (Africa Studio), 72 (fotoknips), 75 (Arina P Habich), 76 (AS Food studio), S, 77 (Dream79), 78 (pingpongcat), 80 (travellight), 81 (O.Bellini), 82 (hlphoto), 83 (Oliver S), 84 (rainbow33), 87 (Karl Allgaeuer), 90 (minadezhda), 92 (Tatiana Volgutova), 93 (Kiian Oksana), 94 (Silvia Bogdanski), 95 (wsf-s), 96 (Liljam), 97 (siamionau pavel), 98 (gkrphoto), 99 (Lilyana Vynogradova), 100 (Liliya Kandrashevich), 102 (Sea Wave), 103 (cobraphotography), 104 (Dream79), 105 (de2marco), 107 links (marysckin), 107 rechts (Wiktory), 108 (CCat82), 109 (Artem Shadrin), 111 (Viktor1), 112 (Natasha Breen), 114 links (tab62), 114 rechts (Elena Shashkina), 115 (Dani Vincek), 116 (Pavel Jakubec), 117 (denio109), 118 (Martin Turzak), 119 (Karl Allgaeuer), 120 (Simone Voigt), 121 (TwilightArtPictures), 122 (Natalia Van Doninck), 123 (saschanti17), 125 (Yulia von Eisenstein), 126 (from my point of view), 127 (K2 PhotoStudio), 131 (Markus Mainka) [oder: 474838984 (Nataliya Arzamasova)], 132 (picturepartners), 134 (Tobik), 135 (Karl Allgaeuer), 137 (Liliya Kandrashevich), 139 (Brent Hofacker), 140 (Sea Wave), 141 (alely), 142 (Olga Miltsova), 144 (Feyyaz Alacam), 151 (Shaiith), 152 (margaryta)